毎日コツコツ！スピードトレーニング

看護学生のための
5分間テスト

母性看護学50 レベルアップテスト

編集●SENKOSHA メディカルドリル編集部

SENKOSHA

看護学生のための 5分間テスト

母性看護学 レベルアップテスト50

CONTENTS

学習の記録

活用方法・学習の進め方

①小テストとして！

1回5分の小テストとしてご活用ください。第1回から順番にやらなくてもOKです。
ランダムにこなすことで、抜き打ちの小テストとして活用できます。

②宿題・課題として！

コンパクトなボリュームですので、毎日継続的に取り組むために最適です。日々の宿題や休み期間中の課題としても活用できます。

③試験対策として！

本書は看護師国家試験の頻出問題も多く収載しています。毎日コツコツ取り組むことで、少しずつ試験を意識した学習習慣が身につきます。

	実施日	正解
第1回	／	14問中　　問
第2回	／	14問中　　問
第3回	／	14問中　　問
第4回	／	14問中　　問
第5回	／	14問中　　問
第6回	／	14問中　　問
第7回	／	14問中　　問
第8回	／	14問中　　問
第9回	／	14問中　　問
第10回	／	14問中　　問
第11回	／	14問中　　問
第12回	／	14問中　　問
第13回	／	14問中　　問
第14回	／	14問中　　問
第15回	／	14問中　　問
第16回	／	14問中　　問
第17回	／	14問中　　問
第18回	／	14問中　　問
第19回	／	14問中　　問
第20回	／	14問中　　問
第21回	／	14問中　　問
第22回	／	14問中　　問
第23回	／	14問中　　問
第24回	／	14問中　　問
第25回	／	14問中　　問
第26回	／	14問中　　問
第27回	／	14問中　　問
第28回	／	14問中　　問
第29回	／	14問中　　問
第30回	／	14問中　　問
第31回	／	14問中　　問
第32回	／	14問中　　問
第33回	／	14問中　　問
第34回	／	14問中　　問
第35回	／	14問中　　問
第36回	／	14問中　　問
第37回	／	14問中　　問
第38回	／	14問中　　問
第39回	／	14問中　　問
第40回	／	14問中　　問
第41回	／	14問中　　問
第42回	／	14問中　　問
第43回	／	14問中　　問
第44回	／	14問中　　問
第45回	／	14問中　　問
第46回	／	14問中　　問
第47回	／	14問中　　問
第48回	／	14問中　　問
第49回	／	14問中　　問
第50回	／	14問中　　問

親の役割と家族の役割

実施日　　月　　日

正解：　　／14 問

制限時間 5分

1 文章を読み、正しいものには○、誤っているものには×を書きなさい。

（1）家族の役割については妊娠期から話し合うのがよい。　解答＿＿＿＿

（2）上の子と育児準備をすることできょうだい役割の獲得が促される。　解答＿＿＿＿

（3）他人の子育て経験の模倣は、母親役割の獲得を妨げる。　解答＿＿＿＿

（4）バースプランの立案は、母親役割獲得に有効である。　解答＿＿＿＿

（5）母親になる過程における形式的段階は出産前である。　解答＿＿＿＿

（6）母親は個人的段階において母親役割を想像するようになる。　解答＿＿＿＿

（7）ルービン.R.によると母親役割獲得過程は３つの認識的操作によって進む。　解答＿＿＿＿

（8）病気をもった児を出産した悲しみに向き合う段階を悲嘆作業という。　解答＿＿＿＿

（9）父親役割獲得過程は、分娩時から始まる。　解答＿＿＿＿

（10）夫の分娩への立ち合いは、父親役割獲得を促進する。　解答＿＿＿＿

2 つぎの設問に答えなさい。

（1）ルービン.R. による母親役割獲得過程におけるロールプレイはどれか。

1．友人の出産体験を聞く。

2．人形で沐浴の練習をする。

3．購入する育児用品を考える。

4．看護師が行う児の抱き方を見る。

解答＿＿＿＿＿＿＿＿

（2）ルービン.R. による母親役割獲得過程における空想はどれか。

1．過去の自己像を喪失し、決別する。

2．思い描く母親像を受け入れるか拒絶するかを決める。

3．専門家の本を読み、手本にする。

4．児に着せる服を考える。

解答＿＿＿＿＿＿＿＿

（3）マーサーの述べた「母親になること」の過程として誤っているものはどれか。

1．妊娠に専心し胎児へ関心をもち愛着を育む。

2．産後に身体の回復をしつつ、児の合図や世話を学ぶ。

3．産後最初の４ヶ月間で児の世話への自信を高める。

4．産後４ヶ月以降に児の独立を促す。

解答＿＿＿＿＿＿＿＿

（4）マーサーの母親役割獲得理論において、独自の母親役割を修正したり発達させたりする段階はどれか。

1．予期的段階

2．形式的役割取り込み段階

3．非形式的役割形成段階

4．個人的アイデンティティの形成段階

解答＿＿＿＿＿＿＿＿

第2回 女性の健康とリプロダクティブヘルス

実施日　月　日

正解：　／14問

制限時間 5分

1 文章を読み、正しいものには○、誤っているものには×を書きなさい。

（1）リプロダクティブヘルスケアの対象は、妊婦である。　解答

（2）女性が主体的に避妊することはリプロダクティブヘルス／ライツに反する。　解答

（3）リプロダクティブヘルス／ライツの概念は、少子化対策として提案された。　解答

（4）性的指向によって差別されない権利もリプロダクティブヘルス／ライツの概念に含まれる。　解答

（5）女性は男性に比べリプロダクティブヘルスを損なうリスクが低い。　解答

（6）性感染症に罹患するリスクは、男性よりも女性の方が高い。　解答

（7）男女の関係性はリプロダクティブヘルス／ライツに影響を与える。　解答

（8）女性は、妊娠・出産に対する自己決定権を有する。　解答

（9）ヘルスプロモーションは、アルマ・アタ宣言で提唱された。　解答

（10）ヘルスプロモーションは、医療従事者主体の健康管理をいう。　解答

2 つぎの設問に答えなさい。

（1）リプロダクティブヘルス／ライツは、性と生殖に関する健康と［　　］を意味する。
空欄に当てはまるのはどれか。

1．自由

2．権利

3．治療

4．制度

解答＿＿＿＿＿＿

（2）リプロダクティブヘルス/ライツについて誤っているものはどれか。

1．親の都合での受胎調節は認めない。

2．すべての新生児が健全な小児期を享受できる。

3．性感染症のおそれなしに性的関係をもてる。

4．すべての女性が安全な妊娠と出産ができる。

解答＿＿＿＿＿＿

（3）リプロダクティブヘルスの基本的要素に含まれないものはどれか。

1．妊孕性（にんようせい）（妊娠できる可能性）を調整し、抑制できること。

2．すべての女性にとって安全な妊娠と出産ができる。

3．性感染症からの自由を有する。

4．女性が配偶者やパートナーの暴力から守られる。

解答＿＿＿＿＿＿

（4）我が国における家族計画の意義で適切なのはどれか。

1．人口を抑制する。

2．母体の健康を守る。

3．性感染症を予防させる。

4．避妊の知識を普及させる。

解答＿＿＿＿＿＿

セクシュアリティ

実施日　月　日

正解：　／14問

制限時間 5分

1 文章を読み、正しいものには○、誤っているものには×を書きなさい。

（1）セクシュアリティとは、生物学的な性のことをいう。　解答

（2）老化によってセクシュアリティが衰えることはない。　解答

（3）ジェンダーは、一生を通じて不変である。　解答

（4）同性愛は、精神障害として治療の対象となる。　解答

（5）女性の性役割の獲得は、思春期以降に始まる。　解答

2 文中の空欄に当てはまる語句を書きなさい。

（1）男女のいずれに恋愛感情や性的関心を感じるかを性［　　　　］という。

（2）異性を性的対象とする性的な方向性を［　　　　］セクシュアルという。

（3）アセクシュアルは、［　　　　］性愛ともよばれる。

（4）両性愛を［　　　　］セクシュアルという。

（5）男女の性差をなくそうとする考え方がジェンダー［　　　　］である。

3 つぎの設問に答えなさい。

（1）性同一性障害について、誤っているものはどれか。

1．恋愛感情は自分と同一の性に向けられる。

2．生物学的性と性の自己認識が一致しない。

3．多くは小児期に出現する。

4．ホルモン療法の対象となる。

解答＿＿＿＿＿＿＿＿

（2）ジェンダーステレオタイプとされる発言はどれか。

1．「男の子なんだから泣いてはダメ」

2．「女性専用車両を設けてほしい」

3．「女性の生理休暇を取りやすくすべきだ」

4．「男女関係なく好きな色の服を着ればよい」

解答＿＿＿＿＿＿＿＿

（3）セクシュアリティの意義と関連する事項の組合せで正しいのはどれか。

1．性役割としての性 ―― 社会的規範

2．生殖性の性 ―― ジェンダー

3．連帯性としての性 ―― 種の保存

4．性別としての性 ―― 常染色体

解答＿＿＿＿＿＿＿＿

（4）女性差別からの解放と両性の平等を目指す思想や運動を何というか。

1．アンドロジニー

2．ウィメンズヘルス

3．ワークライフバランス

4．フェミニズム

解答＿＿＿＿＿＿＿＿

女性のライフステージと看護①
思春期

実施日　　月　　日

正解：　　／14問

制限時間 5分

1 文章を読み、正しいものには○、誤っているものには×を書きなさい。

（1）二次性徴の発現は、一般的に男子よりも女子で早くみられる。　解答＿＿＿＿

（2）中学２年生の女児の約半数が初経を経験している。　解答＿＿＿＿

（3）満18歳を過ぎても初経が起こらない場合を原発性無月経という。　解答＿＿＿＿

（4）初経発来以降、３ヶ月以上月経が停止すると続発性無月経とされる。　解答＿＿＿＿

（5）体脂肪率が下がるほど、月経異常が起こりやすくなる。　解答＿＿＿＿

（6）思春期の月経困難症は、機能性より器質性の方が多くみられる。　解答＿＿＿＿

（7）月経の頻度が多い場合を過多月経という。　解答＿＿＿＿

（8）月経周期が39日以上３ヶ月以内の場合を希発月経とする。　解答＿＿＿＿

（9）性感染症の予防には、コンドームの使用は有効である。　解答＿＿＿＿

（10）思春期の性教育は、各家庭で独自に行うのがよい。　解答＿＿＿＿

2 つぎの設問に答えなさい。

（1）月経により最も起こりやすいのはどれか。

1．溶血性貧血

2．鉄欠乏性貧血

3．巨赤芽球性貧血

4．悪性貧血

解答＿＿＿＿＿＿＿＿

（2）思春期の続発性無月経について誤っているものはどれか。

1．ストレスが原因となることがある。

2．過度の運動により誘発されることがある。

3．乳房の発育は認められない。

4．急激な体重の増減と関連する。

解答＿＿＿＿＿＿＿＿

（3）月経困難症の症状緩和として誤っているものはどれか。

1．プロスタグランジン産生の促進

2．経口避妊薬（ピル）の服用

3．温罨法

4．マッサージ

解答＿＿＿＿＿＿＿＿

（4）出産を希望する思春期の妊婦に対する看護として最も適切なものはどれか。

1．同世代の妊婦との関係づくりをすすめる。

2．学業との両立をすすめる。

3．避妊についての教育を行う。

4．人工妊娠中絶をすすめる。

解答＿＿＿＿＿＿＿＿

女性のライフステージと看護②
成熟期

実施日　　月　　日

正解：　　／14問

制限時間 5分

1 文章を読み、正しいものには○、誤っているものには×を書きなさい。

（1）女性の寿命の延長に伴い、出産可能年齢も上昇する。　解答＿＿＿＿

（2）子宮内膜症は、子宮内膜で起こる。　解答＿＿＿＿

（3）子宮内膜症は、月経困難症の原因となる。　解答＿＿＿＿

（4）子宮内膜症では、性交痛がみられる。　解答＿＿＿＿

（5）授乳によって卵巣がんの発症は低下する。　解答＿＿＿＿

（6）乳がんの自己検診は早期発見に有効である。　解答＿＿＿＿

（7）子宮頸がんの好発年齢は、20歳代である。　解答＿＿＿＿

（8）子宮体がんの好発年齢は、30歳代である。　解答＿＿＿＿

（9）子宮全摘手術を受けた場合、以後の性生活は制限される。　解答＿＿＿＿

（10）子宮全摘手術はセクシュアリティを低下させる。　解答＿＿＿＿

2　つぎの設問に答えなさい。

（1）子宮筋腫についての説明で誤っているものはどれか。

1．子宮全摘出術が必須となる。

2．30歳代に最も多く発症する。

3．良性腫瘍の一種である。

4．症状として過多月経がみられる。

解答＿＿＿＿＿＿

（2）子宮内膜症を引き起こす原因となるのはどれか。

1．オキシトシン

2．エストロゲン

3．プロゲステロン

4．プロラクチン

解答＿＿＿＿＿＿

（3）卵巣がんの特徴はつぎのうちどれか。

1．20歳代での発症が最も多い。

2．ヒトパピローマウイルス（HPV）感染が関与している。

3．経産婦よりも未産婦の発症危険率が高い。

4．ホルモン療法には腫瘍縮小効果がある。

解答＿＿＿＿＿＿

（4）乳がんについての説明で正しいものはどれか。

1．転移することはない。

2．遺伝的要因は発症に関与する。

3．40歳までは検診の必要性はほぼない。

4．生涯罹患リスクは、およそ100人に１人である。

解答＿＿＿＿＿＿

女性のライフステージと看護③ 更年期

実施日　　月　　日

正解：　　／14 問

制限時間 5分

1 文章を読み、正しいものには○、誤っているものには×を書きなさい。

（1）更年期は、閉経の前後１年の時期をいう。　解答

（2）更年期のエストロゲンの低下は骨量の減少を引き起こす。　解答

（3）周閉経期には、月経不順がみられるようになる。　解答

（4）閉経が近づくと、黄体化ホルモンの分泌は上昇する。　解答

（5）閉経前に比べ、閉経後は卵胞刺激ホルモンの分泌が低下する。　解答

（6）更年期障害の症状は、閉経後に急激に出現する。　解答

（7）閉経後骨粗しょう症は、続発性骨粗しょう症に分類される。　解答

（8）更年期の女性は、男性に比べてうつ病を発症しやすい。　解答

（9）更年期障害の自覚症状と他覚的所見は一致しない傾向がある。　解答

（10）更年期障害にある女性のうつ病では、抗うつ薬の使用は禁忌である。　解答

2 つぎの設問に答えなさい。

（1）閉経について正しいものはどれか。

1．卵巣機能の低下による一時的な月経の停止である。

2．閉経により生殖機能は失われる。

3．閉経後は、性行為はできない。

4．多くは、60 歳前後に閉経を迎える。

解答 ＿＿＿＿＿＿＿＿

（2）更年期におけるエストロゲン分泌の低下により現れる症状として誤っているものはどれか。

1．HDL コレステロールの上昇

2．内臓脂肪の蓄積

3．帯下の分泌量増加

4．骨盤底筋群の脆弱化

解答 ＿＿＿＿＿＿＿＿

（3）更年期にみられる空の巣症候群を引き起こすのはどれか。

1．夫との死別

2．退職

3．結婚による子どもの自立

4．親の介護

解答 ＿＿＿＿＿＿＿＿

（4）更年期のうつ病により家事ができなくなった女性に対する声がけとして、最も適切なものはどれか。

1．今までできていたからきっとできますよ。

2．ここでがんばらないと家族が困りますよ。

3．いまはゆっくり休養しましょう。

4．がんばって早く治しましょう。

解答 ＿＿＿＿＿＿＿＿

第7回

女性のライフステージと看護④ 老年期

実施日　　月　　日

正解：　　／14問

制限時間 5分

1 文章を読み、正しいものには○、誤っているものには×を書きなさい。

（1）わが国の総人口に占める高齢者の割合は、男性が女性を上回る。　解答＿＿＿＿

（2）１人暮らしをする高齢者の割合は、男性よりも女性が高い。　解答＿＿＿＿

（3）老年期の女性では、卵巣が生理的に肥大する。　解答＿＿＿＿

（4）エストロゲンの減少は、皮膚の老化に影響する。　解答＿＿＿＿

（5）老年期の性生活は、高齢女性の健康に悪影響を及ぼす。　解答＿＿＿＿

（6）高齢者のアルツハイマー病の発症頻度は、男性よりも女性が高い。　解答＿＿＿＿

（7）脳血管性認知症は、高齢男性よりも高齢女性で多くみられる。　解答＿＿＿＿

（8）エストロゲンの補充は、老人性膣炎の治療に有効である。　解答＿＿＿＿

（9）老人性外陰炎では、血性帯下がみられる。　解答＿＿＿＿

（10）高齢女性の子宮脱の治療は、保存的療法が行われることが多い。　解答＿＿＿＿

2 つぎの設問に答えなさい。

（1）老年期に女性生殖器に起こる変化として誤っているものはどれか。

1．膣内環境がより酸性に傾く。

2．子宮頸管がせまくなる。

3．膣壁の伸縮性が低下する。

4．小陰唇が薄くなる。

解答＿＿＿＿＿＿＿＿

（2）高齢女性の虚血性心疾患について正しいものはどれか。

1．心筋梗塞の発症頻度は、男性に比べて低い。

2．急性心筋梗塞は、男性に比べて重症化しにくい。

3．男性に比べて予後は良い。

4．発症年齢は男性に比べて低い。

解答＿＿＿＿＿＿＿＿

（3）高齢女性に生じやすい疾患と原因の組合せで誤っているものはどれか。

1．膣炎 ―― 卵胞ホルモンの分泌低下

2．外陰炎 ―― プロゲステロンの減少

3．子宮脱 ―― 骨盤底筋群の筋力低下

4．子宮体がん ―― プロラクチンの増加

解答＿＿＿＿＿＿＿＿

（4）老人性膣炎に伴う状態について誤っているものはどれか。

1．外陰部の瘙痒感

2．膣の自浄作用の低下

3．白色の帯下

4．性交痛

解答＿＿＿＿＿＿＿＿

第8回

母性看護学と倫理①
出生前診断

実施日　　月　　日

正解：　　／14問

制限時間　5分

1 文章を読み、正しいものには○、誤っているものには×を書きなさい。

（1）着床前診断は、妊娠中に行われる。　解答

（2）出生前診断には、流産や早産のリスクが伴う。　解答

（3）先天異常が疑われる場合は、必ず出生前診断を受ける。　解答

（4）第一子が障害をもつ場合には、第二子の妊娠は勧めない。　解答

（5）羊水穿刺による出生前診断は、通常妊娠14週以降に行う。　解答

（6）出生前診断のための胎児血採取は、妊娠20週までに実施する。　解答

（7）無侵襲的出生前遺伝学的検査（NIPT）は30歳以上の妊婦が対象である。　解答

（8）無侵襲的出生前遺伝学的検査（NIPT）は、胎児の血液を採取して行う。　解答

（9）遺伝カウンセリングは、出生前診断の実施後に行う。　解答

（10）妊娠22週以降の胎児には、生存権が保障されている。　解答

2 つぎの設問に答えなさい。

（1）出生前診断の適応事項として誤っているものはどれか。

1．母体が高年齢であること。

2．妊娠中に母体が風疹に感染している。

3．染色体異常児の出産経験がある。

4．両親ともに染色体異常の保因者である。

解答 ＿＿＿＿＿＿

（2）出生前診断についての説明で正しいものはどれか。

1．胎児異常を理由に人工妊娠中絶をすることができる。

2．胎児の超音波検査は、出生前診断の方法に含まれる。

3．出生前診断に際して、遺伝相談は勧めない。

4．治療不可能な疾患に関する診断結果は伝えない。

解答 ＿＿＿＿＿＿

（3）無侵襲的出生前遺伝学的検査（NIPT）の診断対象ではないのはどれか。

1．性染色体

2．13番染色体

3．18番染色体

4．21番染色体

解答 ＿＿＿＿＿＿

（4）羊水検査について、誤っているものはどれか。

1．母体に侵襲を伴う検査である。

2．先天性代謝異常が判別できる。

3．採取する羊水の量は20ml ほどである。

4．診断結果は検査直後に知ることができる。

解答 ＿＿＿＿＿＿

母性看護学と倫理②
生殖補助医療

実施日　　月　　日

正解：　　／14問

制限時間 5分

1 文章を読み、正しいものには○、誤っているものには×を書きなさい。

（1）生殖補助医療を受けても妊娠するとは限らない。　解答＿＿＿＿

（2）わが国において、生殖補助医療による妊娠は近年減少傾向である。　解答＿＿＿＿

（3）体外受精に要する費用の公的な助成制度がある。　解答＿＿＿＿

（4）体外受精による妊娠率は70％ほどである。　解答＿＿＿＿

（5）体外受精は、卵管因子による不妊治療にも有効である。　解答＿＿＿＿

（6）人工授精は、体外受精のひとつである。　解答＿＿＿＿

（7）人工授精は、排卵日に合わせて行う。　解答＿＿＿＿

（8）人工授精は、精子の数が少ない場合には実施できない。　解答＿＿＿＿

（9）体外受精では自然妊娠より多胎妊娠の確率が高い。　解答＿＿＿＿

（10）顕微授精は男性不妊にも有効である。　解答＿＿＿＿

2 つぎの設問に答えなさい。

（1）つぎのうち、生殖補助医療を表すのはどれか。

1．ATL

2．FSH

3．ART

4．GCM

解答＿＿＿＿＿＿＿＿

（2）一般不妊治療ではないものはどれか。

1．排卵誘発剤による薬物療法

2．卵管疎通障害に対する卵管通気法

3．精管機能障害に対する精管形成術

4．精液を子宮内に注入する人工授精

解答＿＿＿＿＿＿＿＿

（3）わが国の生殖補助医療について、誤っているものはどれか。

1．すべて保険適用で行われる医療である。

2．凍結胚の使用は認められている。

3．代理懐胎は法的に認められていない。

4．兄弟姉妹からの精子や卵子の提供は認められない。

解答＿＿＿＿＿＿＿＿

（4）子宮や膣の一部、あるいは全てが欠損している先天性疾患はどれか。

1．エドワーズ症候群

2．クローン病

3．ロキタンスキー症候群

4．クレチン症

解答＿＿＿＿＿＿＿＿

不妊症・不育症と原因

実施日　　月　　日

正解：　　／14問

制限時間 5分

1 文章を読み、正しいものには○、誤っているものには×を書きなさい。

（1）正常な場合、受精して妊娠が成立する確率は80％ほどである。　解答＿＿＿＿

（2）精子の運動性は、妊娠の成立に影響を与える。　解答＿＿＿＿

（3）不妊症の頻度は、カップルの30組に１組程度である。　解答＿＿＿＿

（4）１年間避妊せず性交渉があっても妊娠しない状態を不妊症という。　解答＿＿＿＿

（5）原因不明により起こる不妊症を原発性不妊症という。　解答＿＿＿＿

（6）性器ヘルペスは、女性不妊症のリスクを高める。　解答＿＿＿＿

（7）不妊症について、男性側に原因があるのは、およそ１％である。　解答＿＿＿＿

（8）女性の年齢は、不妊治療の成否に影響する。　解答＿＿＿＿

（9）受精卵が着床しない状態を不育症という。　解答＿＿＿＿

（10）３回連続して流産する場合、習慣流産とされる。　解答＿＿＿＿

2 つぎの設問に答えなさい。

（1）つぎのうち、不妊の原因とならないのはどれか。

1．乏精子症

2．重複子宮

3．淋菌感染症

4．性器クラミジア

解答

（2）不妊症とその原因の組合せで正しいものはどれか。

1．子宮形態異常 ―― 子宮内膜症

2．造精能の障害 ―― 勃起不全

3．受精障害 ―― エストロゲン分泌不良

4．卵管の疎通性障害 ―― 骨盤腹膜炎

解答

（3）男性不妊のメカニズムで最も多いのはどれか。

1．精路通過障害

2．造精機能障害

3．射精機能障害

4．性交障害

解答

（4）不育症についての説明で誤っているものはどれか。

1．出産経験がある女性で起こることは稀である。

2．妊娠しても胎児が育たず、流産や死産を繰り返す。

3．抗リン脂質抗体陽性はリスク因子となる。

4．飲酒や喫煙などの生活習慣が原因となることもある。

解答

不妊症・不育症の検査と治療

実施日　月　日

正解：　／14 問

制限時間 5分

1 文章を読み、正しいものには○、誤っているものには×を書きなさい。

（1）子宮頸管粘液検査により、排卵日を予測することができる。　解答

（2）子宮卵管造影法は、排卵直後に行う。　解答

（3）骨盤計測は、女性の不妊症の診断に必須である。　解答

（4）不妊治療において、男性よりも女性の方がストレスを受けやすい。　解答

（5）造精機能障害では、人工授精は行わない。　解答

（6）マイクロサージャリーは、卵管因子の不妊治療に有効である。　解答

（7）hCG の投与は、男性に行われる治療法である。　解答

（8）男性因子による不妊症には、まず性交日指導が行われる。　解答

（9）クロミフェン療法は下垂体機能低下による不妊症の治療に有効である。　解答

（10）不妊治療により妊娠した女性では、母親役割獲得が遅れる傾向にある。　解答

2 つぎの設問に答えなさい。

（1）不妊症検査で必須なのはどれか。

1．血中エストロゲン濃度

2．抗精子抗体検査

3．超音波卵胞計測

4．腹腔鏡検査

解答＿＿＿＿＿＿＿＿

（2）ヒューナーテストの説明で誤っているものはどれか。

1．男性の協力が必要である。

2．排卵期に実施する。

3．検査を受けるのは女性である。

4．排卵因子の検査に有効である。

解答＿＿＿＿＿＿＿＿

（3）不妊治療についての説明で誤っているものはどれか。

1．パートナーには治療について伝えない。

2．基礎体温の測定が必要となる。

3．ときに経済的負担が問題となる。

4．長期にわたると抑うつのリスクが高まる。

解答＿＿＿＿＿＿＿＿

（4）不妊治療を受ける夫婦への声がけとして最も適切なのはどれか。

1．続けていれば必ず妊娠できますよ。

2．子どもをもつだけが人生ではありませんよ。

3．治療中は性生活を中断してください。

4．どの段階まで続けるかはご夫婦で話し合ってください。

解答＿＿＿＿＿＿＿＿

第12回 避妊と人工妊娠中絶

実施日　　月　　日

正解：　／14問

制限時間 5分

1 文章を読み、正しいものには○、誤っているものには×を書きなさい。

（1）子宮内避妊器具（IUD）は、母乳に影響を与えない避妊法である。　解答

（2）バリア法は、産後２～３ヶ月後から選択可能である。　解答

（3）産後２～３ヶ月は避妊をしなくても妊娠することはない。　解答

（4）帝王切開の場合には、術中に不妊手術を行うことができる。　解答

（5）低用量ピルを最初に服用するときは、月経の開始日から始める。　解答

（6）低用量ピルは、性感染症予防にも有効である。　解答

（7）月経不順の場合にはリズム法による避妊が有効である。　解答

（8）看護師は、受胎調節実地指導員の資格を取得できる。　解答

（9）胎児の異常による人工妊娠中絶は、母体保護法により認められる。　解答

（10）強制性交により妊娠した場合には、人工妊娠中絶を実施できる。　解答

2　つぎの設問に答えなさい。

（１）成熟期女性の受胎調節について誤っているものはどれか。

１．基礎体温法は、月経が不純な女性には有用ではない。

２．経口避妊薬は、女性が主導で使用できる。

３．子宮内避妊器具（IUD）は経産婦より未産婦の方が挿入しにくい。

４．コンドーム法の避妊効果は99％以上である。

解答＿＿＿＿＿＿＿＿

（２）低用量経口避妊薬について誤っているものはどれか。

１．血栓症のリスクを増加させる。

２．授乳婦は、産褥６ヶ月経過後から服用できる。

３．副効用に月経前症候群の軽減がある。

４．１日でも飲み忘れた場合には直ちに服用を中止する。

解答＿＿＿＿＿＿＿＿

（３）つぎのうち、母体保護法において規定されていないものはどれか。

１．受胎調節の実地指導

２．母子健康手帳の交付

３．不妊手術

４．母体保護のための人工妊娠中絶

解答＿＿＿＿＿＿＿＿

（４）人工妊娠中絶について正しいものはどれか。

１．実施は妊娠20週未満までとされている。

２．健康保険の適用を受けることができる。

３．妊娠12週以後に実施した場合には死産届を提出する。

４．わが国では服薬による実施も認められている。

解答＿＿＿＿＿＿＿＿

女性生殖器の構造と機能①

実施日　　月　　日

正解：　　／14 問

制限時間 5分

1 文章を読み、正しいものには○、誤っているものには×を書きなさい。

（1）バルトリン腺からは女性ホルモンが分泌される。　解答＿＿＿＿＿

（2）モントゴメリー腺からは、乳汁が分泌される。　解答＿＿＿＿＿

（3）子宮内膜は粘膜である。　解答＿＿＿＿＿

（4）子宮と腟の境界部分を子宮底という。　解答＿＿＿＿＿

（5）子宮と卵管の接続部を内子宮口という。　解答＿＿＿＿＿

（6）一般的な女性の腟の長さは７～８cmほどである。　解答＿＿＿＿＿

（7）子宮頸管粘液は、排卵期には分泌が減少する。　解答＿＿＿＿＿

（8）卵子は卵管の線毛運動により運ばれる。　解答＿＿＿＿＿

（9）卵巣は卵管と直接的に接続している。　解答＿＿＿＿＿

（10）女性では、胎児期にウォルフ管の退化が起こる。　解答＿＿＿＿＿

2 つぎの設問に答えなさい。

（1）つぎのうち、外性器はどれか。

1．陰核

2．膣

3．子宮

4．卵巣

解答 ＿＿＿＿＿＿

（2）バルトリン腺についての説明で正しいものはどれか。

1．尿道球腺ともよばれる。

2．膣内を酸性に保つ液を分泌する。

3．女性にだけみられる。

4．内性器である。

解答 ＿＿＿＿＿＿

（3）卵巣についての説明で誤っているものはどれか。

1．左右一対の器官である。

2．内分泌機能をもつ。

3．成人女性では鶏卵大ほどの大きさである。

4．骨盤の中に収まっている。

解答 ＿＿＿＿＿＿

（4）卵管についての説明で正しいものはどれか。

1．子宮に近い部分ほど太くなる。

2．成人女性で 10cm ほどの長さである。

3．通常は卵管采で受精が起こる。

4．卵管壁は２層構造である。

解答 ＿＿＿＿＿＿

第14回 女性生殖器の構造と機能②

実施日　　月　　日

正解：　　／14問

制限時間 5分

1 文章を読み、正しいものには○、誤っているものには×を書きなさい。

（1）正常な場合、初経から閉経まで200回ほどの排卵が起こる。　解答＿＿＿＿

（2）月経の始まりからつぎの月経開始までを月経周期という。　解答＿＿＿＿

（3）出生時には、卵巣内には400個ほどの卵母細胞がある。　解答＿＿＿＿

（4）思春期は生涯を通じ卵母細胞が最も多くなる時期である。　解答＿＿＿＿

（5）原始卵胞から卵子が排出される。　解答＿＿＿＿

（6）グラーフ卵胞が成熟し、一次卵胞となる。　解答＿＿＿＿

（7）黄体形成ホルモンの分泌が減ることで排卵が起こる。　解答＿＿＿＿

（8）黄体はプロゲステロンとエストロゲンを分泌する。　解答＿＿＿＿

（9）着床が完了すると白体が黄体となる。　解答＿＿＿＿

（10）分泌期は、卵巣周期における黄体期と重なる。　解答＿＿＿＿

2 つぎの設問に答えなさい。

（1）排卵を誘発するホルモンはどれか。

1．エストロゲン

2．プロゲステロン

3．黄体形成ホルモン

4．卵胞刺激ホルモン

解答＿＿＿＿＿＿＿＿

（2）月経期についての説明で正しいものはどれか。

1．14日程度続く。

2．エストロゲンの分泌が増える。

3．子宮内膜が急激に増殖する。

4．プロゲステロンの分泌は少ない。

解答＿＿＿＿＿＿＿＿

（3）正常な月経周期にみられる変化ついて誤っているものはどれか。

1．月経の直後に浮腫が生じやすい。

2．排卵期には、頸管粘液の分泌が増える。

3．月経が始まると低温相になる。

4．黄体期が終わると月経が始まる。

解答＿＿＿＿＿＿＿＿

（4）つぎの説明で誤っているものはどれか。

1．卵胞期の体温は上昇する。

2．黄体形成ホルモンが黄体を維持する。

3．子宮内膜はエストロゲンの作用により増殖する。

4．基礎体温の上昇はプロゲステロンの作用である。

解答＿＿＿＿＿＿＿＿

妊娠の成立と胎児の成長

実施日　　月　　日

正解：　／14問

制限時間 5分

1 文章を読み、正しいものには○、誤っているものには×を書きなさい。

（1）受精卵は、子宮内で２細胞期になる。　解答＿＿＿＿

（2）卵子の受精能は、排卵後およそ24時間である。　解答＿＿＿＿

（3）着床は、受精後およそ７日後に起こる。　解答＿＿＿＿

（4）受精から着床までに受精卵はおよそ８倍の大きさになる。　解答＿＿＿＿

（5）受精後４週以降を胎児とよぶ。　解答＿＿＿＿

（6）妊娠４週では、ドプラ法で胎児心音が聴取できる。　解答＿＿＿＿

（7）羊水の量が最大となるのは妊娠７～８ヶ月である。　解答＿＿＿＿

（8）妊娠16週頃の胎児は、３頭身である。　解答＿＿＿＿

（9）妊娠26週では、胎児の胎位は固定している。　解答＿＿＿＿

（10）受精後８週頃までの時期は、催奇形性物質の影響を受けにくい。　解答＿＿＿＿

2 つぎの設問に答えなさい。

（1）通常、精子と卵子が出会い、受精が起こるのはどこか。

1．卵管采

2．卵管膨大部

3．子宮

4．膣

解答＿＿＿＿＿＿

（2）胎盤についての説明で誤っているものはどれか。

1．胎盤は妊娠16週ごろまでに完成する。

2．内分泌機能をもつ。

3．胎盤のうち、基底脱落膜が母体由来の部分である。

4．妊娠後期では、重さが1,200gほどになる。

解答＿＿＿＿＿＿

（3）胎児の変化のうち、最も遅く起こるものはどれか。

1．肺表面活性物質の分泌

2．呼吸様運動

3．まばたきをする

4．尿の産生の開始

解答＿＿＿＿＿＿

（4）妊娠中の母体の要因が胎児に及ぼす影響について誤っているものはどれか。

1．妊娠初期の風疹の罹患による先天性心疾患

2．ビタミンAの過剰摂取による低出生体重児

3．妊娠初期の葉酸不足による神経管形成障害

4．喫煙による乳幼児突然死症候群のリスク増大

解答＿＿＿＿＿＿

第16回 妊娠と母体の変化

実施日　月　日

正解：　／14問

制限時間 5分

1 文章を読み、正しいものには○、誤っているものには×を書きなさい。

（1）妊娠線は、分娩から数週間で消失する。　解答

（2）妊娠８週頃から乳房の腫大が起こる。　解答

（3）妊娠後期には、糸球体濾過量が減少する。　解答

（4）非妊娠時に比べ、血清アルブミン値は生理的に低下する。　解答

（5）非妊娠時に比べ、妊娠中はインスリンの分泌が増加する。　解答

（6）血小板数は、妊娠初期に大幅に減少する。　解答

（7）妊娠すると腹式呼吸から胸式呼吸に変化しやすい。　解答

（8）妊娠により、大腸の蠕動運動は低下する。　解答

（9）浮腫は妊娠の初期に最も起こりやすい。　解答

（10）妊娠中の体重増加は、全妊娠期間を通して７kg未満が適切である。　解答

2 つぎの設問に答えなさい。

（1）妊娠時における母体の生殖器の変化について正しいものはどれか。

1．妊娠の後期には、子宮の重さは500gほどになる。

2．妊娠36週頃には子宮底は剣状突起の下付近まで達する。

3．子宮頸管腺での粘液産生が減少する。

4．子宮頸部が鮮紅色を呈するようになる。

解答 ＿＿＿＿＿＿

（2）非妊娠時と比較した妊娠末期の母体の生理変化で誤っているものはどれか。

1．呼吸数は減少する。

2．基礎代謝は上昇する。

3．循環血漿量は増加する。

4．甲状腺ホルモンの分泌は増加する。

解答 ＿＿＿＿＿＿

（3）妊娠時のホルモン分泌の変化について誤っているものはどれか。

1．プロゲステロンの分泌は、黄体由来から胎盤由来に変化する。

2．アルドステロンの分泌は減少する。

3．プロラクチンは、妊娠中は高値を保つ。

4、コルチゾールの分泌は増加する。

解答 ＿＿＿＿＿＿

（4）つぎのうち、妊娠により非妊娠時に比べて低下するのはどれか。

1．総コレステロール

2．白血球数

3．腎血流量

4．血清クレアチニン値

解答 ＿＿＿＿＿＿

第17回 妊娠の判定と妊婦健康診査

実施日　　月　　日

正解：　／14問

制限時間 5分

1 文章を読み、正しいものには○、誤っているものには×を書きなさい。

（1）妊娠の兆候として、帯下の増加がみられる。　解答

（2）２週間以上の高温相の持続と月経の停止により妊娠が確定する。　解答

（3）尿の妊娠反応が陽性でも妊娠の確定診断とはならない。　解答

（4）正常な場合、超音波検査で胎嚢が観察できるのは妊娠８週頃である。　解答

（5）妊娠12週では、すべての胎児で超音波ドップラー法により心音を聴取できる。　解答

（6）妊娠７週までに心拍動を確認できない場合には流産を疑う。　解答

（7）分娩予定日となるのは最終月経から起算して280日目である。　解答

（8）妊娠が確定した場合には、妊娠届を提出しなければならない。　解答

（9）妊婦健康診査は、母体保護法により義務付けられている。　解答

（10）妊婦健康診査は、助産師が行うこともできる。　解答

2 つぎの設問に答えなさい。

（1）妊娠反応の判定に用いられるのはどれか。

1．hCG

2．FSH

3．LH

4．TSH

解答＿＿＿＿＿＿＿＿

（2）最終月経が４月20日の場合、ネーゲレ概算法により分娩予定日となるのはどれか。

1．１月23日

2．１月27日

3．２月23日

4．２月27日

解答＿＿＿＿＿＿＿＿

（3）推奨される妊婦健康診査の受診の頻度について正しいものはどれか。

1．初回の受診は妊娠16週以降である。

2．妊娠23週までは４週間に１回である。

3．妊娠35週までは３週間に１回である。

4．妊娠36週以降は２週間に１回である。

解答＿＿＿＿＿＿＿＿

（4）妊婦健康診査の説明で誤っているものはどれか。

1．腹囲と子宮底長は、妊娠24週以降、毎回測定する。

2．妊娠８週以降、胎児心拍数の聴取は、毎回行う。

3．体重測定は、必須の検査項目である。

4．妊婦の婚姻状況や家族構成も把握する。

解答＿＿＿＿＿＿＿＿

第18回 妊婦と胎児のアセスメント

実施日　　月　　日

正解：　／14問

制限時間 5分

1 文章を読み、正しいものには○、誤っているものには×を書きなさい。

（1）妊婦の腹囲は、臍部の周囲で計測する。 解答＿＿＿＿

（2）子宮底長は、恥骨結合上縁から臍部までの距離で計測する。 解答＿＿＿＿

（3）妊娠12週頃の子宮の大きさは、鶏卵大にたとえられる。 解答＿＿＿＿

（4）妊娠24週頃では、子宮底長は20cmほどである。 解答＿＿＿＿

（5）妊娠40週頃の胎児の身長は、一般的に40cmほどである。 解答＿＿＿＿

（6）妊婦が胎動を自覚できるのは妊娠24～26週頃である。 解答＿＿＿＿

（7）頭位第１胎向では、児背は母体の左側を向いた状態である。 解答＿＿＿＿

（8）レオポルド触診法の第１段法では、胎児の骨盤内嵌入（かんにゅう）の程度を確認する。 解答＿＿＿＿

（9）羊水検査は、胎児の肺の成熟度の指標となる。 解答＿＿＿＿

（10）胎児の心拍が毎分150回の場合には頻脈と診断される。 解答＿＿＿＿

2 つぎの設問に答えなさい。

（1）発育が正常な場合、胎盤が完成するころの胎児の体重はどれくらいか。

1．120g

2．250g

3．400g

4．600g

解答＿＿＿＿＿＿＿＿

（2）レオポルド触診法において、羊水量を診断するのはどれか。

1．第１段法

2．第２段法

3．第３段法

4．第４段法

解答＿＿＿＿＿＿＿＿

（3）胎位についての説明で正しいものはどれか。

1．分娩時に最も多いのは横位である。

2．児頭が子宮底側を向いている状態が頭位である。

3．児頭が母体の骨盤に収まった状態を骨盤位という。

4．縦位は、胎児と子宮の縦軸が平行な状態である。

解答＿＿＿＿＿＿＿＿

（4）ノンストレステストの説明で正しいものはどれか。

1．妊娠の初期に行う検査である。

2．仰臥位で実施する。

3．５分程度で終了する。

4．一過性頻脈がみられる場合、胎児の状態は良好である。

解答＿＿＿＿＿＿＿＿

妊婦の健康とアセスメント

実施日　　月　　日

正解：　　／14 問

制限時間 5分

1 文章を読み、正しいものには○、誤っているものには×を書きなさい。

（1）母体の年齢は、帝王切開分娩の発生率に影響する。　解答＿＿＿＿

（2）妊婦のやせは、低出生体重児のリスクを高める。　解答＿＿＿＿

（3）母体の肥満により、妊娠高血圧症候群の発症率は上昇する。　解答＿＿＿＿

（4）BMIが標準の場合、妊娠中の体重増加は10 ～ 13kgが推奨される。　解答＿＿＿＿

（5）BMIでやせの場合、妊娠中の体重増加は15 ～ 17kgが望ましい。　解答＿＿＿＿

（6）リビド着色は、妊娠によってみられる正常な変化である。　解答＿＿＿＿

（7）ピスカチェック徴候は、外陰部に起こる変化である。　解答＿＿＿＿

（8）皮膚の掻痒感は、妊娠期の生理的変化である。　解答＿＿＿＿

（9）妊娠糖尿病のスクリーニングには、糖負荷試験を行う。　解答＿＿＿＿

（10）仰臥位低血圧症候群がみられる場合には、腹臥位をとる。　解答＿＿＿＿

2 つぎの設問に答えなさい。

（1）妊娠によりモントゴメリー腺がみられるのはどこか。

1．子宮

2．腟

3．腹部

4．乳輪

解答 ＿＿＿＿＿＿

（2）つわりについての説明で誤っているものはどれか。

1．妊娠の初期に起こりやすい。

2．胎児の発育状態の異常に起因する。

3．空腹時に増強する傾向がある。

4．症状には個人差が大きい。

解答 ＿＿＿＿＿＿

（3）妊娠悪阻について誤っているものはどれか。

1．重症化すると意識障害を発症することがある。

2．ビタミンB_1の過剰摂取により症状が悪化する。

3．尿中のケトン体が増加する。

4．体重減少がみられる。

解答 ＿＿＿＿＿＿

（4）妊婦貧血の説明で正しいものはどれか。

1．ヘモグロビン値15g/dL未満が指標の１つとなる。

2．ヘマトクリット値20％未満が指標の１つとなる。

3．最も多いのが鉄欠乏性貧血である。

4．妊婦のおよそ５％にみられる。

解答 ＿＿＿＿＿＿

妊娠の異常と看護①

実施日　　月　　日

正解：　　／14 問

制限時間 5分

1 文章を読み、正しいものには○、誤っているものには×を書きなさい。

（1）近親婚による妊娠は、ハイリスク妊娠の適用となる。　解答＿＿＿＿

（2）母体の身長とハイリスク妊娠には因果関係は認められない。　解答＿＿＿＿

（3）母親が高年齢なほど、染色体異常の発生率は上昇する。　解答＿＿＿＿

（4）ワルファリンカリウムは、胎児の催奇形性を有する。　解答＿＿＿＿

（5）３人以上の胎児の同時妊娠を多胎妊娠という。　解答＿＿＿＿

（6）自然妊娠に比べ生殖補助医療による妊娠では多胎妊娠の割合が高い。　解答＿＿＿＿

（7）出産回数が多くなるほど多胎妊娠の頻度は減少する。　解答＿＿＿＿

（8）高年妊婦とは、40 歳以上で出産を迎える妊婦のことをいう。　解答＿＿＿＿

（9）若年妊婦には中絶をすすめる。　解答＿＿＿＿

（10）BMI が 30 を超える妊婦では、妊娠中の体重増加は個別に対応する。　解答＿＿＿＿

2 つぎの設問に答えなさい。

（1）早産について正しいものはどれか。

1．妊娠22週0日以降34週6日までに分娩した場合をいう。

2．わが国では、近年減少傾向にある。

3．切迫早産の場合には、適度な運動をすすめる。

4．子宮頸管無力症は、自然早産の原因となる。

解答 ＿＿＿＿＿＿＿＿

（2）過期妊娠について誤っているものはどれか。

1．妊娠42週0日以降の妊娠をいう。

2．わが国では、近年増加傾向である。

3．帝王切開の頻度が高くなる。

4．胎児の状態により、分娩誘発も行われる。

解答 ＿＿＿＿＿＿＿＿

（3）高年妊婦の看護について適切ではないものはどれか。

1．出生前診断を受けることをすすめる。

2．生活習慣の見直しをすすめる。

3．勤労妊婦に産休などの情報を提供する。

4．母親学級や両親学級への参加をすすめる。

解答 ＿＿＿＿＿＿＿＿

（4）異所性妊娠について誤っているものはどれか。

1．頻度は全妊娠の１～２％である。

2．最も多いのが子宮頸管での妊娠である。

3．代表的な症状として下腹部痛や性器出血がみられる。

4．クラミジア感染症によりリスクが高まる。

解答 ＿＿＿＿＿＿＿＿

妊娠の異常と看護②

実施日　月　日

正解：　／14問

制限時間 5分

1 文章を読み、正しいものには○、誤っているものには×を書きなさい。

（1）妊娠高血圧症候群は、初産婦に比べ経産婦で起こりやすい。　解答＿＿＿＿

（2）子癇（しかん）は、妊娠高血圧症候群の病型の１つである。　解答＿＿＿＿

（3）子癇が発症するのは、妊娠期のみである。　解答＿＿＿＿

（4）子癇が疑われる場合には、部屋を明るくして軽い運動をさせる。　解答＿＿＿＿

（5）抗てんかん薬には、胎児の催奇形性のリスクがある。　解答＿＿＿＿

（6）催奇形性を考慮し、妊娠中は喘息治療薬の使用を中断する。　解答＿＿＿＿

（7）子宮頸がんの場合、状態に関わらずに中絶が必要となる。　解答＿＿＿＿

（8）ABO式血液型不適合は、胎児がO型の場合に生じやすい。　解答＿＿＿＿

（9）欧米に比べ、わが国ではRh式血液型不適合妊娠の頻度は低い。　解答＿＿＿＿

（10）Rh陰性妊婦には、抗D免疫グロブリンの投与を行う。　解答＿＿＿＿

2 つぎの設問に答えなさい。

（1）妊娠高血圧症候群について誤っているものはどれか。

1．妊娠20週以降の高血圧を対象とする。

2．分娩後12週までの高血圧を対象とする。

3．妊娠の偶発合併症によるものである。

4．高血圧にタンパク尿が伴う。

解答＿＿＿＿＿＿＿＿

（2）妊娠高血圧症候群について正しいものはどれか。

1．胎児の健康状態への影響はない。

2．基本的には水分摂取の制限はない。

3．塩分は６g/日以下に制限する。

4．有酸素運動で軽快する。

解答＿＿＿＿＿＿＿＿

（3）妊娠糖尿病について正しいものはどれか。

1．糖尿病合併症妊娠を含む。

2．分娩後に正常化しても将来的な糖尿病リスクは高くなる。

3．診断には通常の糖尿病診断基準を用いる。

4．食事は１日２回に制限する。

解答＿＿＿＿＿＿＿＿

（4）妊婦の心疾患合併症について誤っているものはどれか。

1．胎児の先天性心疾患のリスクを高める。

2．全妊娠のおよそ１～２％でみられる。

3．原則的に帝王切開が行われる。

4．減塩食にする。

解答＿＿＿＿＿＿＿＿

妊娠期の生活と看護①

実施日　　月　　日

正解：　　／14 問

制限時間 5分

1 文章を読み、正しいものには○、誤っているものには×を書きなさい。

（1）妊婦では頻尿に比べ乏尿が起こりやすい。　解答＿＿＿＿

（2）便秘は、妊娠初期や後期で起こりやすい。　解答＿＿＿＿

（3）妊娠期の便秘改善には、緩下薬（かんげやく）の服用が第一選択である。　解答＿＿＿＿

（4）妊娠期の多量の飲酒は、胎児の発育障害を引き起こす。　解答＿＿＿＿

（5）妊娠中の喫煙は、胎児の発育に影響を与える。　解答＿＿＿＿

（6）カフェインは胎盤を通過することはできない。　解答＿＿＿＿

（7）妊娠初期は、ビタミンＡを多めに摂取するように心がける。　解答＿＿＿＿

（8）カルシウムの摂取により、妊娠期の下肢のけいれんを予防できる。　解答＿＿＿＿

（9）妊娠期の腰痛予防のためには、硬めのマットレスを使用する。　解答＿＿＿＿

（10）妊娠後期では、休息の際は仰臥位をとるようにする。　解答＿＿＿＿

2 つぎの設問に答えなさい。

（1）妊娠中の生活について、正しいものはどれか。

1．入浴は控え、極力シャワー浴にする。

2．旅行に行く場合、妊娠の初期が適する。

3．外出する場合には、ヒールが高めの靴を選ぶ。

4．性生活を制限する必要はない。　　解答＿＿＿＿＿＿

（2）つわりがみられるときの看護として適切ではないものはどれか。

1．食べたいと思うものを食べるよう促す。

2．嘔吐があるときには水分の摂取を制限する。

3．食事は少量をこまめに摂るようにする。

4．においの強い食事を避ける。　　解答＿＿＿＿＿＿

（3）妊娠期に起こる便秘の原因について誤っているものはどれか。

1．運動不足

2．つわりによる食事量の低下

3．子宮の増大

4．エストロゲンの増加　　解答＿＿＿＿＿＿

（4）妊娠中の感染予防対策として適切ではないものはどれか。

1．生ワクチンの接種

2．外出時のマスクの着用

3．コンドームの使用

4．食物の加熱　　解答＿＿＿＿＿＿

妊娠期の生活と看護②

実施日　　月　　日

正解：　　／14 問

制限時間 5分

1 文章を読み、正しいものには○、誤っているものには×を書きなさい。

（1）妊娠期は、生理的に発汗が減少する。　解答

（2）妊娠期の入浴は、１日おきにする。　解答

（3）マタニティウェアを選ぶ際には、妊婦の好みも考慮する。　解答

（4）妊娠期では、非妊時よりも小さめの靴が適する。　解答

（5）腹帯には、妊婦の精神的安定を促す効果がある。　解答

（6）妊娠中の散歩では、歩幅をできるだけ小さくする。　解答

（7）妊娠期の水泳は禁止する。　解答

（8）シートベルトを着用するときは、腰ベルトが臍部を通るようにする。　解答

（9）妊娠期に旅行に行く場合には、母子健康手帳を携帯する。　解答

（10）妊娠期では、ほぼすべての女性で性欲は減退する。　解答

2　つぎの設問に答えなさい。

（1）妊婦に対する周囲の配慮を促す効果が最も期待できるものはどれか。

1．母子健康手帳

2．マタニティマーク

3．健康保険証

4．マタニティウェア

解答＿＿＿＿＿＿

（2）妊娠期の浮腫予防として適切ではないものはどれか。

1．弾性ストッキングの着用

2．下肢の屈伸運動

3．カリウムの摂取

4．熱めの湯に浸かる

解答＿＿＿＿＿＿

（3）食事摂取基準において、非妊時と比べ摂取量の付加が求められていないものはどれか。

1．鉄

2．リン

3．タンパク質

4．エネルギー

解答＿＿＿＿＿＿

（4）里帰り出産を予定している妊婦の声がけとして適切なものはどれか。

1．「出産を予定する病院を一度受診してみてください」

2．「出産予定の施設へは今までの妊娠経過は伝えないでください」

3．「出産後は、すぐにご自宅へお戻りください」

4．「出産予定日の１週間前に里帰りしてください」

解答＿＿＿＿＿＿

第24回 分娩とは

実施日　　月　　日

正解：　／14問

制限時間 5分

1 文章を読み、正しいものには○、誤っているものには×を書きなさい。

（1）初産婦のうち、40歳以上の者を高年初産婦とよぶ。　解答＿＿＿＿

（2）分娩の所用時間は経産婦に比べて初産婦の方が長い傾向がある。　解答＿＿＿＿

（3）妊娠35週6日での分娩は、早産とされる。　解答＿＿＿＿

（4）妊娠42週以降の分娩を過期産とよぶ。　解答＿＿＿＿

（5）妊娠14週未満での妊娠の中断を流産という。　解答＿＿＿＿

（6）破水から胎児娩出までが分娩第２期である。　解答＿＿＿＿

（7）胎児娩出から胎盤と卵膜の娩出完了までが分娩第３期である。　解答＿＿＿＿

（8）分娩が近づくにつれて、陣痛の間隔は不規則になる。　解答＿＿＿＿

（9）娩出力は、子宮の収縮力と腹圧からなる。　解答＿＿＿＿

（10）帝王切開による分娩は正常分娩に含まれる。　解答＿＿＿＿

2 つぎの設問に答えなさい。

（1）分娩の３要素に含まれないものはどれか。

1．娩出力

2．胎児とその付属物

3．母体精神

4．産道

解答

（2）分娩経過において、発露がみられるのはどれか。

1．第１期

2．第２期

3．第３期

4．第４期

解答

（3）つぎの説明で正しいものはどれか。

1．膣口から胎児先進部が常に見えている状態を排臨という。

2．排臨は分娩第１期に起こる。

3．卵膜の破綻による羊水の流出を発露という。

4．胎児娩出後から２時間経過するまでを分娩第４期とする。

解答

（4）分娩前の胎児の屈位について正しいものはどれか。

1．頭位で児頭は前屈している。

2．膝関節は伸展している。

3．児背はまっすぐに伸びている。

4．肘関節は伸展している。

解答

分娩の機序

実施日　　月　　日

正解：　　／14 問

制限時間 5分

1 文章を読み、正しいものには○、誤っているものには×を書きなさい。

（1）産道は、骨産道と軟産道からなる。　解答

（2）産徴がみられると、１～２時間以内に分娩開始となる。　解答

（3）分娩の前兆として、子宮頸管は軟化する。　解答

（4）分娩が近づくほど子宮の頸管壁は薄くなる。　解答

（5）分娩に適するように産道が変化することを応形機能という。　解答

（6）１時間に６回以上の陣痛が起こると分娩開始となる。　解答

（7）妊娠の後期に起こる陣痛が後陣痛である。　解答

（8）子宮口の直径が５～６cm 開大すると子宮口全開大となる。　解答

（9）正常な場合、胎盤は努責しなくても自然に娩出される。　解答

（10）シュルツェ様式は、胎盤の母体面から娩出される様式である。　解答

2 つぎの設問に答えなさい。

（1）つぎの説明で正しいものはどれか。

1．陣痛周期は、発作持続時間と間欠持続時間からなる。

2．陣痛発作の開始から陣痛発作が収まるまでを陣痛周期という。

3．子宮の増大に伴う痛みが陣痛である。

4．分娩所要時間は、分娩開始から胎児の娩出までの時間をいう。

解答＿＿＿＿＿＿＿＿

（2）児頭の回旋運動のうち、児頭が屈位から伸展反屈するのはいつか。

1．第１回旋

2．第２回旋

3．第３回旋

4．第４回旋

解答＿＿＿＿＿＿＿＿

（3）児頭の回旋運動において、正常な第２回旋の変化はどれか。

1．骨盤内を下降しながら児頭が内回旋する。

2．児頭が母体の後方から側方に向けて外回旋する。

3．児頭が骨盤入口に入り、前方に屈曲する。

4．児頭が伸展反屈を開始する。

解答＿＿＿＿＿＿＿＿

（4）正常な胎児の分娩機序について誤っているものはどれか。

1．胎児の顔は母体の背側を向いて娩出される。

2．胎児の後頭部に続き、前頭部が娩出される。

3．骨盤進入時には、矢状縫合は骨盤入口面の縦径に一致する。

4．肩甲横径は、骨盤前後径に一致して娩出される。

解答＿＿＿＿＿＿＿＿

分娩期の看護①

実施日　　月　　日

正解：　　／14 問

制限時間 5分

1 文章を読み、正しいものには○、誤っているものには×を書きなさい。

（1）初産婦の場合、分娩第１期に入ったら速やかに分娩室へ移す。　解答＿＿＿＿

（2）分娩時の痛みの軽減には、妊娠期の準備教育が有効である。　解答＿＿＿＿

（3）適切な呼吸法を行うことで分娩に伴う痛みを軽減できる。　解答＿＿＿＿

（4）分娩開始から終了までは水分などは摂取しない。　解答＿＿＿＿

（5）分娩開始後に尿意が起きたら自然排尿ではなく、導尿を実施する。　解答＿＿＿＿

（6）分娩開始後は、すべての産婦に浣腸を実施して排便を促す。　解答＿＿＿＿

（7）分娩第１期では、１時間ごとに胎児心音の聴取を行う。　解答＿＿＿＿

（8）分娩中における正常胎児心拍の基準は、140 ～ 180bpm である。　解答＿＿＿＿

（9）早発一過性徐脈では、徐脈の最下点と子宮収縮の最強点が一致する。　解答＿＿＿＿

（10）変動一過性徐脈の場合、胎児の頭蓋内圧亢進が最も疑われる。　解答＿＿＿＿

2 つぎの設問に答えなさい。

（1）分娩遷延の早期発見に用いられるのはどれか。

1．ビショップスコア

2．アプガースコア

3．スキャモン成長曲線

4．フリードマン曲線

解答＿＿＿＿＿＿＿＿

（2）ビショップスコアの評価項目に含まれないものはどれか。

1．頸管開大度

2．児頭の先進部の高さ

3．子宮口の位置

4．膣分泌物の量

解答＿＿＿＿＿＿＿＿

（3）分娩第１期の看護として適切ではないものはどれか。

1．呼吸の深さやリズムを調節し、リラックスを促す。

2．眠気が生じた場合には眠ってもよいと伝える。

3．腹圧をかけて努責するように促す。

4．外陰部の圧迫法を実施する。

解答＿＿＿＿＿＿＿＿

（4）早期母子接触（SSC）について、誤っているものはどれか。

1．母子の愛着形成に有効である。

2．出生後はできるだけ早く開始する。

3．児に異常がみられる場合には実施しない。

4．継続時間は、上限30分とする。

解答＿＿＿＿＿＿＿＿

分娩期の看護②

実施日　月　日

正解：　／14 問

制限時間 5分

1 文章を読み、正しいものには○、誤っているものには×を書きなさい。

（1）ビショップスコアは、分娩誘発の判断指標に用いられる。　解答＿＿＿＿

（2）陣痛測定は、触知により用手的に行う。　解答＿＿＿＿

（3）陣痛が規則的になったらノンストレステストを行う。　解答＿＿＿＿

（4）分娩入院時には、産婦に破水感の有無を確認する。　解答＿＿＿＿

（5）初産婦が産痛を最も強く感じやすいのは、分娩第２期の極期である。　解答＿＿＿＿

（6）リード理論では、分娩への過度な緊張や恐怖が産痛を増強させるとする。　解答＿＿＿＿

（7）膝胸位は一時的に陣痛を緩和させる効果がある。　解答＿＿＿＿

（8）立位や座位は、分娩の進行を抑制する体位である。　解答＿＿＿＿

（9）正常経過の分娩第２期では、息の続く限りの努責をすすめる。　解答＿＿＿＿

（10）分娩第３期では、胎盤の排出のために産婦に努責を促す。　解答＿＿＿＿

2 つぎの設問に答えなさい。

（1）分娩経過図（パルトグラム）に記録される情報ではないものはどれか。

1．胎盤の位置

2．陣痛間欠時間

3．内診所見

4．胎児心拍数

解答＿＿＿＿＿＿

（2）分娩時の効果的な努責はどれか。

1．口を開き、大きな声を出しながらいきむ。

2．いきむときは通常の呼吸を心がける。

3．骨盤誘導線の方向に腹圧をかける。

4．陣痛発作がおさまったときにいきむ。

解答＿＿＿＿＿＿

（3）分娩経過が正常な産婦の産痛緩和で適切でないのはどれか。

1．安静に臥床するように指導する。

2．産婦と一緒に呼吸法を行う。

3．マッサージ法を指導する。

4．腰部に温罨法を行う。

解答＿＿＿＿＿＿

（4）正常に経過している分娩第１期の産婦への説明で適切なのはどれか。

1．「食事はもう摂らないでください」

2．「ベッド上で安静にしていてください」

3．「眠くなっても眠らないでください」

4．「2～3時間に１回は排尿をしてください」

解答＿＿＿＿＿＿

分娩の異常と看護①

実施日　　月　　日

正解：　／14 問

制限時間 5分

1 文章を読み、正しいものには○、誤っているものには×を書きなさい。

（1）産科学的真結合線が 11.5cm 未満を狭骨盤と定義する。　解答

（2）胎児を２人以上分娩する場合を多胎分娩という。　解答

（3）母体が低身長の場合には、X線骨盤計測をすすめる。　解答

（4）子宮の異常により陣痛が弱い状態を原発性微弱陣痛という。　解答

（5）羊水過多は、微弱陣痛の発症因子である。　解答

（6）陣痛促進薬の投与時に過強陣痛が起きた場合には、投与を中止する。　解答

（7）子宮底圧迫法は、子宮破裂のリスクを回避する。　解答

（8）巨大児では、帝王切開の頻度が高くなる。　解答

（9）正期産において、骨盤位の頻度は全体の 20％ほどである。　解答

（10）骨盤位のうち、もっとも多くみられるのが殿位である。　解答

2 つぎの設問に答えなさい。

（1）微弱陣痛により弛緩出血が起こるのはどれか。

1．分娩第１期

2．分娩第２期

3．分娩第３期

4．分娩第４期

解答＿＿＿＿＿＿

（2）産道抵抗が過大な場合に過強陣痛が起きたとき、最もリスクが高くなるのはどれか。

1．破水

2．子宮破裂

3．会陰裂傷

4．頸管裂傷

解答＿＿＿＿＿＿

（3）反屈胎勢についての説明で誤っているものはどれか。

1．第２回旋における異常である。

2．胎児の脊柱が伸展している。

3．前頭位、額位、顔位に分類される。

4．微弱陣痛が起こりやすい。

解答＿＿＿＿＿＿

（4）低在横定位についての説明で正しいものはどれか。

1．第１回旋における異常である。

2．後頭は母体の後方を向いている状態である。

3．矢状縫合が骨盤入口面の縦径に一致したままの状態である。

4．産婦に側臥位をとるように促す。

解答＿＿＿＿＿＿

第29回 分娩の異常と看護②

実施日　　月　　日

正解：　　／14 問

制限時間 5分

1 文章を読み、正しいものには○、誤っているものには×を書きなさい。

（1）正常な場合、妊娠後期での胎盤重量は350gほどである。　解答＿＿＿＿

（2）辺縁前置胎盤では、胎盤が内子宮口をすべて覆い隠している。　解答＿＿＿＿

（3）低置胎盤では、経腟分娩も可能である。　解答＿＿＿＿

（4）臍帯の長さが15cm以下の場合を臍帯過短とよぶ。　解答＿＿＿＿

（5）臍帯の長さが70cm以上の場合を臍帯過長とよぶ。　解答＿＿＿＿

（6）臍帯過短に比べ、臍帯過長のほうが早産や死産のリスクが高い。　解答＿＿＿＿

（7）破水すると子宮内感染のリスクは高くなる。　解答＿＿＿＿

（8）分娩開始前に起こる破水を早期破水という。　解答＿＿＿＿

（9）子宮口全開大後に破水が起こることを遅滞破水という。　解答＿＿＿＿

（10）羊水混濁では、羊水が白っぽく濁る。　解答＿＿＿＿

2 つぎの設問に答えなさい。

（1）常位胎盤早期剥離について誤っているものはどれか。

1．妊娠高血圧症候群の発症リスクとなる。

2．外診により、胎児部分を明瞭に触知できる。

3．症状として腹部の板状硬がみられる。

4．腹部への衝撃により起こることがある。

解答 ________

（2）前置胎盤と常位胎盤早期剥離の違いについて正しいものはどれか。

1．妊娠中に予防が可能なのは前置胎盤である。

2．おもに外出血がみられるのは常位胎盤早期剥離である。

3．前置胎盤では、下腹部の激しい痛みがある。

4．内診により胎盤に触れることができるのは前置胎盤である。

解答 ________

（3）羊水の異常についての説明で誤っているものはどれか。

1．糖尿病は羊水過多症のリスクを高める。

2．羊水量が800mLを超えると羊水過多症とされる。

3．羊水量が100mL以下の場合を羊水過少症とする。

4．羊水混濁の原因は卵膜の損傷である。

解答 ________

（4）破水が起きた時の対処として誤っているものはどれか。

1．骨盤高位をとる。

2．シャワーや入浴は禁止する。

3．外陰部の清潔保持につとめる。

4．子宮口全開大時での破水は帝王切開を選択する。

解答 ________

分娩の異常と看護③

実施日　　月　　日

正解：　　／14 問

制限時間 5分

1 文章を読み、正しいものには○、誤っているものには×を書きなさい。

（1）遅発一過性徐脈が繰り返し起こる場合には胎児機能不全を疑う。　解答＿＿＿＿

（2）子宮破裂が起きた場合には、胎児より母体の死亡リスクが高い。　解答＿＿＿＿

（3）不全子宮破裂では、子宮筋層と漿膜の断裂が起こる。　解答＿＿＿＿

（4）分娩第４期までの出血量が 1,000ml を超えると分娩時異常出血とされる。　解答＿＿＿＿

（5）妊娠や分娩に伴って起こるショックを産科ショックという。　解答＿＿＿＿

（6）産科 DIC では、非凝固性の性器出血がみられる。　解答＿＿＿＿

（7）弛緩出血が起こった場合には、子宮双手圧迫法は禁忌である。　解答＿＿＿＿

（8）帝王切開既往のある妊婦の方が子宮破裂のリスクが高くなる。　解答＿＿＿＿

（9）帝王切開既往のある場合、分娩誘発のための子宮収縮薬の使用はできない。　解答＿＿＿＿

（10）帝王切開による分娩は、母親役割獲得に影響を与える。　解答＿＿＿＿

2 つぎの設問に答えなさい。

（1）胎児機能不全が疑われる場合の対処として誤っているものはどれか。

1．体位変換

2．子宮収縮薬の投与

3．母体への酸素投与

4．人口羊水の注入

解答＿＿＿＿＿＿＿＿

（2）つぎのうち、子宮瘢痕破裂の原因となるのはどれか。

1．母体の転倒

2．羊水過多

3．子宮筋腫核出術

4．分娩誘発

解答＿＿＿＿＿＿＿＿

（3）子宮弛緩症についての説明で正しいものはどれか。

1．分娩第２期における子宮筋の収縮不良をいう。

2．子宮収縮薬の投与は禁忌である。

3．子宮底部は硬くなり、触知できる。

4．暗赤色の出血がみられる。

解答＿＿＿＿＿＿＿＿

（4）帝王切開についての説明で正しいものはどれか。

1．緊急の場合には看護師が実施できる。

2．会陰を切開して胎児を娩出させる。

3．前置胎盤は予定帝王切開の適応となる。

4．既往は常位胎盤早期剥離のリスク因子である。

解答＿＿＿＿＿＿＿＿

産褥期の身体的変化

実施日　　月　　日

正解：　　／14 問

制限時間 5分

1 文章を読み、正しいものには○、誤っているものには×を書きなさい。

（1）分娩後、３ヶ月経過するまでを産褥期という。　解答

（2）子宮は分娩が終わった直後から縮小を続ける。　解答

（3）子宮復古は、子宮筋細胞の数が減少して起こる。　解答

（4）産褥期では、時間の経過とともに子宮底は高くなる。　解答

（5）産褥期の初期には、尿量の一時的な増加がみられる。　解答

（6）分娩後は、プロゲステロンの分泌が増加する。　解答

（7）分娩後には、胸式呼吸が胸腹式呼吸に変化する。　解答

（8）非授乳女性では、月経は分娩後６～８週で再開する。　解答

（9）一般的に、非授乳女性に比べ授乳女性の方が月経は早く再開する。　解答

（10）初乳の分泌は産褥５日頃から始まる。　解答

2 つぎの設問に答えなさい。

（1）産褥期の変化のうち、進行性変化はどれか。

1．腎血漿流量の減少

2．子宮復古

3．心拍出量の減少

4．乳汁の分泌

解答＿＿＿＿＿＿＿＿

（2）子宮が非妊時の大きさに戻るには、分娩後どれくらいかかるか。

1．２～３日

2．１～２週間

3．４～６週間

4．２～３ヶ月

解答＿＿＿＿＿＿＿＿

（3）悪露についての説明で正しいものはどれか。

1．黄色悪露の後に褐色悪露がみられる。

2．赤色悪露は、産褥５日ごろからみられる。

3．正常な場合、産褥２日ごろの悪露には凝血塊は混じらない。

4．授乳の開始が早いほど、悪露の持続期間は短くなる。

解答＿＿＿＿＿＿＿＿

（4）産褥期の射乳を引き起こすホルモンはどれか。

1．オキシトシン

2．パラトルモン

3．プロラクチン

4．エストロゲン

解答＿＿＿＿＿＿＿＿

産褥期の心理的変化

実施日　　月　　日

正解：　　／14 問

制限時間 5分

1 文章を読み、正しいものには○、誤っているものには×を書きなさい。

（１）バースレビューは、出産体験を肯定的にとらえるのに有効である。　解答

（２）バースレビューは、妊娠後期に記述しておく。　解答

（３）ルービンの説によると、産褥１～２日目は受容期である。　解答

（４）保持期は、おむつ交換の方法を指導するのに適する時期である。　解答

（５）産褥10日頃までは、看護師が母親の代わりに児の世話をする。　解答

（６）母体の疲労回復は、母親役割獲得を促進する。　解答

（７）児の誕生は、父親の心理にも影響を与える。　解答

（８）きょうだいは、児の誕生に否定的な感情をもつことがある。　解答

（９）ボンディングは、ボウルビーにより提唱された概念である。　解答

（10）ボンディング障害は、児への虐待の原因となる。　解答

2 つぎの設問に答えなさい。

（1）ルービンの説に基づいた褥婦のケアで適切ではないものはどれか。

1．産褥１日目：おなかがすいても児の世話を優先させる。

2．産褥２日目：分娩体験について話を聴く。

3．産褥３日目：沐浴のやり方を指導する。

4．産褥４日目：少量でも乳汁が出たことをほめる。

解答

（2）解放期における母親役割獲得への援助で最も適切なものはどれか。

1．身体の疲労回復を促す。

2．分娩の振り返りを行う。

3．育児分担について夫と話し合うことを促す。

4．授乳の方法を教える。

解答

（3）産褥２週で「早く職場へ戻らないと居場所がなくなる」と訴える褥婦への声がけとして最も適切なものはどれか。

1．「そんなことをいうと赤ちゃんが悲しみますよ」

2．「しばらく働かなくてもいいのではないですか」

3．「他のお母さんも子育てをがんばっていますよ」

4．「今まで仕事で頑張ってこられたのですね」

解答

（4）クラウス,M.H.とケネル,J.H.が提唱した母子相互作用について正しいのはどれか。

1．遺伝的な親子関係を基盤として発生する。

2．依存関係の１つとしてとらえられる。

3．分娩を契機として形成が始まる。

4．愛着行動によって促進される。

解答

産褥期の看護①

実施日　　月　　日

正解：　　／14 問

制限時間 5分

1 文章を読み、正しいものには○、誤っているものには×を書きなさい。

（1）児の吸啜（きゅうてつ）刺激により、オキシトシンの分泌が抑制される。　解答＿＿＿＿

（2）産褥２週以降になると腹壁からの子宮底の触知は不能になる。　解答＿＿＿＿

（3）児の吸啜は子宮復古を促進する。　解答＿＿＿＿

（4）産褥期の便秘は、子宮復古を妨げる。　解答＿＿＿＿

（5）悪露の性状や量を確認する際には、標準予防策を講じる。　解答＿＿＿＿

（6）授乳をすると後陣痛がやわらぐ。　解答＿＿＿＿

（7）後陣痛は、通常は産褥２週ほど続く。　解答＿＿＿＿

（8）児の健康状態に問題がなければ、母子の対面はできるだけ早期に行う。　解答＿＿＿＿

（9）乳房が大きいほど乳汁の分泌量は多い。　解答＿＿＿＿

（10）産褥１日以内に会陰部に冷罨法を実施する。　解答＿＿＿＿

2 つぎの設問に答えなさい。

（1）産褥１日に行う子宮復古を促進するケアはどれか。

1．安静臥床を促す。

2．下肢の挙上を促す。

3．腹部に温罨法を行う。

4．排尿を促す。

解答 ＿＿＿＿＿＿

（2）産褥経過とその時期の褥婦の活動内容で適切なものはどれか。

1．産褥４時間：トイレまで歩行する。

2．産褥３日：掃除や洗濯などの家事を始める。

3．産褥１週：外出して買い物をする。

4．産褥４週：職場に復帰する。

解答 ＿＿＿＿＿＿

（3）子宮底長の計測について、適切なものはどれか。

1．２日ごとに測定する。

2．両膝を伸ばした状態で測定する。

3．測定前は排尿を我慢してもらう。

4．子宮底から臍部までの長さを計測する。

解答 ＿＿＿＿＿＿

（4）産褥期の看護として適切なものはどれか。

1．シャワー浴は、産褥２週まで控える。

2．母乳を与えることを望まない褥婦に冷罨法を実施する。

3．鉄分の摂取を控えるように伝える。

4．産褥２～３日までは安静臥床を保つようにする。

解答 ＿＿＿＿＿＿

産褥期の看護②

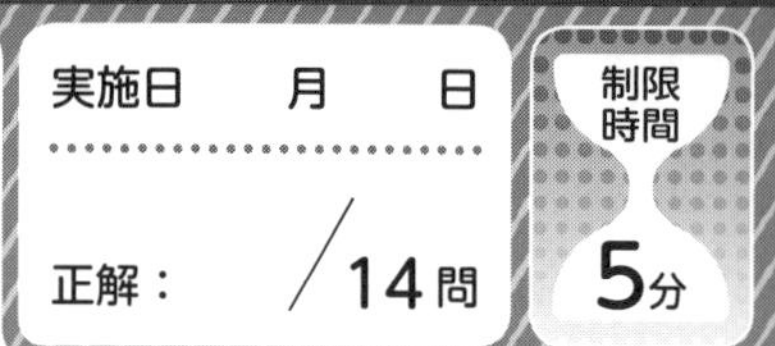

1 文章を読み、正しいものには○、誤っているものには×を書きなさい。

（1）産褥３日ごろまでは、導尿により排尿を促す。　解答＿＿＿＿

（2）非妊時の体重に戻せるよう、産褥期の食事は１日２回とする。　解答＿＿＿＿

（3）産褥期では、非妊時よりも多めに水分を摂取する。　解答＿＿＿＿

（4）産褥期の尿失禁がみられる場合には、骨盤底トレーニングを禁止する。　解答＿＿＿＿

（5）産褥体操には、悪露の停滞を予防する効果がある。　解答＿＿＿＿

（6）便秘のある褥婦には、腹部への温罨法を実施する。　解答＿＿＿＿

（7）入浴は、産褥５日ごろからすすめる。　解答＿＿＿＿

（8）乳房緊満は、産褥３～４日ごろにみられる。　解答＿＿＿＿

（9）通常、乳房緊満は左右両方の乳房でみられる。　解答＿＿＿＿

（10）乳房緊満は、きつめの下着を身に着けることで軽減される。　解答＿＿＿＿

2 つぎの設問に答えなさい。

（1）子宮復古が順調に進んでいると思われるのはどれか。

1．触知した子宮がやわらかい。

2．子宮口が閉じている。

3．子宮口に凝血塊がみられる。

4．子宮口に胎盤組織がみられる。

解答＿＿＿＿＿＿＿＿

（2）乳房緊満に対する看護として適切なものはどれか。

1．すぐに医師の受診をすすめる。

2．授乳を控えてもらう。

3．シャワーを禁止する。

4．冷罨法を実施する。

解答＿＿＿＿＿＿＿＿

（3）産褥体操で適切なものはどれか。

1．腹筋運動から開始する。

2．１日に２回程度実施する。

3．脚の上げ下ろし運動から開始する。

4．膀胱に尿を貯めた状態で行う。

解答＿＿＿＿＿＿＿＿

（4）授乳を行わない褥婦への乳汁分泌抑制の処置・ケアとして適切ではないものはどれか。

1．乳輪マッサージを行う。

2．冷罨法を行う。

3．乳房を圧迫固定する。

4．乳汁分泌を抑制する薬剤を投与する。

解答＿＿＿＿＿＿＿＿

第35回 産褥期の異常と看護

実施日　　月　　日

正解：　／14 問

制限時間 5分

1 文章を読み、正しいものには○、誤っているものには×を書きなさい。

（1）胎盤片の子宮内残存は、機能性子宮復古不全の原因となる。　解答

（2）分娩後１日経過しても後陣痛がみられる場合には子宮の異常を疑う。　解答

（3）分娩後24時間までに現れる38℃以上の発熱を産褥熱という。　解答

（4）子宮内膜炎は、産褥熱の原因となる。　解答

（5）悪露に悪臭がある場合、産褥子宮内膜炎を疑う。　解答

（6）産褥期の高熱や悪寒の原因として、急性化膿性乳腺炎が考えられる。　解答

（7）深部静脈血栓症を予防するために、帝王切開後３日は床上安静とする。　解答

（8）帝王切開をした褥婦は経腟分娩の褥婦にくらべ肺塞栓症を発症しやすい。　解答

（9）乳汁のうっ滞がみられる場合、反対側から授乳する。　解答

（10）Ｂ型肝炎の褥婦には、母乳栄養を禁止する。　解答

2 つぎの設問に答えなさい。

（1）子宮復古不全が最も疑われる子宮底の高さはどれか。

1．産褥12時間で臍高

2．産褥２日で臍下２横指

3．産褥４日で臍下４横指

4．産褥10日で恥骨結合上縁上３横指

解答＿＿＿＿＿＿＿＿

（2）子宮復古不全が疑われるのはどれか。

1．産褥３日に褐色悪露がみられる。

2．産褥６日で子宮の大きさが鶏卵大である。

3．産褥10日で子宮頸管が閉鎖していない。

4．産褥3日で後陣痛がある。

解答＿＿＿＿＿＿＿＿

（3）真性乳汁分泌不全の原因となるのはどれか。

1．乳腺の発育不全

2．陥没乳頭による吸啜困難

3．新生児の吸啜障害

4．産婦の授乳に対する意欲の欠如

解答＿＿＿＿＿＿＿＿

（4）うっ滞性乳腺炎について誤っているものはどれか。

1．乳房痛が症状としてみられる。

2．ただちに授乳は中止する。

3．乳房マッサージが有効である。

4．乳汁の過剰分泌によって起こる。

解答＿＿＿＿＿＿＿＿

妊娠期・産褥期の精神障害

実施日　月　日

正解：　／14問

制限時間 5分

1 文章を読み、正しいものには○、誤っているものには×を書きなさい。

（1）産褥期に比べ、妊娠期の方が精神障害は起こりやすい。　解答＿＿＿＿

（2）産後うつ病の予防には、妊娠期からの継続したケアが重要である。　解答＿＿＿＿

（3）精神障害を合併した妊婦は、妊娠高血圧症候群の発症頻度が著しく高い。　解答＿＿＿＿

（4）強迫性障害は、妊娠中に悪化しやすい。　解答＿＿＿＿

（5）妊娠が判明したら、統合失調症治療薬の服用をすぐに中止する。　解答＿＿＿＿

（6）マタニティブルーズは、産後うつ病発症の危険因子である。　解答＿＿＿＿

（7）適切な睡眠や食事は、マタニティブルーズを改善させる。　解答＿＿＿＿

（8）不安障害のある産婦の場合、家族の分娩の立ち合いは禁止する。　解答＿＿＿＿

（9）産後うつ病では、強い抑うつ症状が特徴的にみられる。　解答＿＿＿＿

（10）産後うつ病の場合には、抗うつ薬の投与は禁忌である。　解答＿＿＿＿

2 つぎの設問に答えなさい。

（1）エジンバラ産後うつ病調査票について、誤っているものはどれか。

1．10の項目からなる調査票である。

2．過去１週間の精神状態についての質問である。

3．30点満点である。

4．答えたくない質問は無記入で構わない。

解答 ＿＿＿＿＿＿

（2）エジンバラ産後うつ病調査票で、うつ病疑いとされるのは何点以上か。

1．９点

2．12点

3．15点

4．20点

解答 ＿＿＿＿＿＿

（3）マタニティブルーズについて誤っているものはどれか。

1．経産婦に比べ、初産婦で多くみられる。

2．産褥10日頃までに出現する。

3．おもに身体症状が現れ、精神症状はみられない。

4．一過性の症状である。

解答 ＿＿＿＿＿＿

（4）産後うつ病について正しいものはどれか。

1．通常のうつ病と同様の症状が現れる。

2．産褥１週間以内に発症することが多い。

3．発症した褥婦には、強い励ましの言葉をかけるとよい。

4．日本では、約半数の褥婦にみられる。

解答 ＿＿＿＿＿＿

新生児期の看護①

実施日　月　日

正解：　／14問

制限時間 5分

1 文章を読み、正しいものには○、誤っているものには×を書きなさい。

（1）生後14日未満の児を新生児という。　解答＿＿＿＿

（2）新生児の血糖は生後２～３時間ごろに最低となる。　解答＿＿＿＿

（3）生後１時間ほどで消化管の蠕動運動が確立する。　解答＿＿＿＿

（4）通常、生理的黄疸は出生直後から１週間程度みられる。　解答＿＿＿＿

（5）生理的体重減少の正常範囲は出生体重の５～10％である。　解答＿＿＿＿

（6）正常な新生児では、鼻翼呼吸がみられる。　解答＿＿＿＿

（7）新生児は、おもに胸式呼吸である。　解答＿＿＿＿

（8）新生児の呼吸は浅表性が特徴である。　解答＿＿＿＿

（9）モロー反射は、出生直後からみられる。　解答＿＿＿＿

（10）自動歩行は、生後２ヶ月頃からみられる。　解答＿＿＿＿

2 つぎの設問に答えなさい。

（1）正常な子宮外適応現象として誤っているものはどれか。

1．肺でのガス交換の開始

2．卵円孔の閉鎖

3．動脈管の平滑筋の弛緩

4．ヘモグロビンＡの産生増加

解答＿＿＿＿＿＿

（2）つぎのうち、最初に排出される胎便の色はどれか。

1．乳白色

2．黄色

3．茶色

4．暗緑色

解答＿＿＿＿＿＿

（3）新生児のバイタルで、正常範囲内ではないものはどれか。

1．呼吸数47回／分

2．腋下体温37.3℃

3．脈拍100回／分

4．動脈血酸素分圧96%

解答＿＿＿＿＿＿

（4）新生児の免疫について誤っているものはどれか。

1．新生児期は、IgMは合成できない。

2．IgAは母乳から摂取できる。

3．IgGは経胎盤により獲得できる。

4．生後６ヶ月頃までは感染症にかかりにくい。

解答＿＿＿＿＿＿

新生児期の看護②

実施日　　月　　日

正解：　　／14 問

制限時間 5分

1 文章を読み、正しいものには○、誤っているものには×を書きなさい。

（1）新生児室では、コット間を50cm間隔にする。　解答＿＿＿＿

（2）新生児標識には、児の氏名を標記する。　解答＿＿＿＿

（3）出生直後の新生児の腸内は、無菌状態である。　解答＿＿＿＿

（4）母乳黄疸がみられた場合には、直ちに母乳栄養を中止する。　解答＿＿＿＿

（5）出生後６時間以内に排尿がみられない場合には、泌尿器の異常を疑う。　解答＿＿＿＿

（6）出生後、すぐに沐浴を実施し、胎脂を洗い落とす。　解答＿＿＿＿

（7）母乳栄養児の便は、人工栄養児の便に比べてビフィズス菌が豊富である。　解答＿＿＿＿

（8）児の保温のために、出生直後は必ず沐浴を行う。　解答＿＿＿＿

（9）新生児の臍帯はドレッシング材で覆い、乾燥を防ぐ。　解答＿＿＿＿

（10）分娩後の母子に異常がなければ母子接触はできるだけ早期に行う。　解答＿＿＿＿

2 つぎの設問に答えなさい。

（1）正常新生児に対して出生後２時間以内に実施するのはどれか。

1．抗生物質の点眼

2．聴力検査

3．先天性代謝異常検査

4．心拍モニタリング

解答

（2）新生児の養育に関する親の指導で適切ではないものはどれか。

1．「児が空腹のときに沐浴を避けましょう」

2．「授乳後は、顔を横に向けて寝かせましょう」

3．「オムツはおなかを締め付けないように当てましょう」

4．「体温37．0℃で受診させましょう」

解答

（3）新生児室の環境として適切なのはどれか。

1．室温24 ～ 26℃

2．湿度60 ～ 70%

3．無菌室

4．照度100ルクス以下

解答

（4）新生児標識について、誤っているものはどれか。

1．２個以上装着する。

2．母児同室を開始する際に装着する。

3．母親に児を引き渡す時には母子の標識を照合する。

4．沐浴中も装着したままにする。

解答

第39回 新生児期の看護③

実施日　　月　　日

正解：　　／14問

制限時間 5分

1 文章を読み、正しいものには○、誤っているものには×を書きなさい。

（1）出生体重が2,500g未満の児を低出生体重児という。　解答＿＿＿＿

（2）出生体重が1,000g未満の児は極低出生体重児とされる。　解答＿＿＿＿

（3）低出生体重児の場合、出生直後に衣類を多めに着せて保温する。　解答＿＿＿＿

（4）低出生体重児は、成熟児に比べて皮膚が薄い。　解答＿＿＿＿

（5）巨大児と妊婦の糖尿病には因果関係がある。　解答＿＿＿＿

（6）在胎期間別の標準体重に対して10パーセンタイルを下回る場合を不当軽量児とよぶ。　解答＿＿＿＿

（7）妊娠22週以降、36週未満で出生した児を早産児という。　解答＿＿＿＿

（8）アプガースコアは、出生５分後に判定する。　解答＿＿＿＿

（9）アプガースコアは、新生児の状態を４つの項目で判定する。　解答＿＿＿＿

（10）シルバーマンスコアは、点数が高いほど重篤と判断される。　解答＿＿＿＿

2　つぎの設問に答えなさい。

（1）同じ週数で正常分娩したとき、標準体重で出生した児に比べ、低体重児が起こしやすい症状はどれか。

1．発熱

2．無呼吸

3．低血糖

4．心雑音

解答＿＿＿＿＿＿＿＿

（2）新生児の状態について、最も早急な処置が必要なのはどれか。

1．生後２日で皮膚に落屑がみられる。

2．生後12時間で軽い黄疸がみられる。

3．殿部に青っぽい母斑がみられる。

4．出生直後、指先にチアノーゼがみられる。

解答＿＿＿＿＿＿＿＿

（3）保育器に収容されている低出生体重児に対するケアで適切ではないものはどれか。

1．温めたタオルで清拭して水分を拭きとる。

2．体重測定は毎日行う。

3．嚥下が可能になるまで母乳栄養は行わない。

4．適時体位変換を行う。

解答＿＿＿＿＿＿＿＿

（4）アプガースコアについての説明で、正しいものはどれか。

1．四肢が屈曲しているとき２点とする。

2．心拍数が120回未満は１点とする。

3．強い啼泣がある場合は呼吸の項目を０点とする。

4．全身がピンク色の場合、皮膚色は０点とする。

解答＿＿＿＿＿＿＿＿

新生児期の看護④

実施日　　月　　日

正解：　　／14 問

制限時間
5分

1 文章を読み、正しいものには○、誤っているものには×を書きなさい。

（1）蒙古斑（もうこはん）は、生涯にわたり、消失しない。　解答＿＿＿＿

（2）出生時の週数が多い時ほど、胎脂は多い。　解答＿＿＿＿

（3）生後 24 時間以内に黄疸が出現した場合には異常を疑う。　解答＿＿＿＿

（4）新生児の身長は、１cm 単位まで測定する。　解答＿＿＿＿

（5）出生後は、バイタルサイン測定を１日おきに行う。　解答＿＿＿＿

（6）新生児のフィジカルアセスメントでは、聴診を最初に行う。　解答＿＿＿＿

（7）新生児の頭位は、眉間と後頭結節を通る周囲で測定する。　解答＿＿＿＿

（8）酸素消費量が最も多くなる環境温を中性温度環境という。　解答＿＿＿＿

（9）出生時の体重が少ないほど、中性温度環境は高くなる。　解答＿＿＿＿

（10）ブラゼルトンは、新生児の意識レベルを６段階に分類した。　解答＿＿＿＿

2 つぎの設問に答えなさい。

（1）正常な場合の新生児の排泄について、誤っているものはどれか。

1．初回の排尿は、多くの場合、出生後24時間以内にみられる。

2．尿の色は、無色か薄い淡黄色である。

3．最初に出るのは黄金色の液状便である。

4．初回に出る胎便は、無臭である。

解答＿＿＿＿＿＿＿＿

（2）新生児のバイタル測定で、通常、最初に測定するのはどれか。

1．呼吸

2．心音

3．心拍

4．体温

解答＿＿＿＿＿＿＿＿

（3）新生児の体重測定について、誤っているものはどれか。

1．服は脱がせて全裸で測定する。

2．授乳を終えた後に行う。

3．１g単位まで測定する。

4．体重計の中央に乗せる。

解答＿＿＿＿＿＿＿＿

（4）新生児の胸囲測定について、正しいものはどれか。

1．伏臥位で測定する。

2．１cm単位まで測定する。

3．最大吸気のときの値を測定する。

4．肩甲骨直下と乳頭を通る周囲で測定する。

解答＿＿＿＿＿＿＿＿

新生児の栄養

実施日　　月　　日

正解：　　／14 問

制限時間
5分

1 文章を読み、正しいものには○、誤っているものには×を書きなさい。

（1）カルシウムは、人工乳よりも母乳に多く含まれる。　解答＿＿＿＿

（2）母乳には、ビタミンKが豊富に含まれる。　解答＿＿＿＿

（3）乳房の大きさと乳汁の分泌量は比例しない。　解答＿＿＿＿

（4）エストロゲンの作用により乳汁産生は促される。　解答＿＿＿＿

（5）吸啜刺激により分泌されるオキシトシンにより乳汁産生が促進される。　解答＿＿＿＿

（6）哺乳量は、哺乳の前後の体重差から算出する。　解答＿＿＿＿

（7）新生児期の授乳は、１日３回ほどとする。　解答＿＿＿＿

（8）後乳に比べ、前乳の方が脂質を多く含む。　解答＿＿＿＿

（9）冷凍保存した母乳は、電子レンジで解凍して使用する。　解答＿＿＿＿

（10）授乳後は、児を仰臥位にして腹部をさすって排気を促す。　解答＿＿＿＿

2 つぎの設問に答えなさい。

（1）つぎのうち、哺乳に関連する原始反射ではないものはどれか。

1．吸啜反射

2．探索反射

3．捕捉反射

4．把握反射

解答＿＿＿＿＿＿＿＿

（2）新生児の栄養で不足することでくる病を引き起こすのはどれか。

1．葉酸

2．ビタミンD

3．亜鉛

4．カリウム

解答＿＿＿＿＿＿＿＿

（3）母乳育児成功のための10か条について、誤っているものはどれか。

1．母子同室を推奨する。

2．分娩後30分以内に母乳を与える。

3．医学的に必要でなければ母乳以外与えない。

4．授乳中以外は、おしゃぶりを与える。

解答＿＿＿＿＿＿＿＿

（4）初乳の特徴について、誤っているものはどれか。

1．成乳に比べ、乳糖が多く含まれる。

2．成乳に比べ、ラクトアルブミンが多く含まれる。

3．成乳に比べ粘稠度が高い。

4．IgAが多く含まれる。

解答＿＿＿＿＿＿＿＿

新生児の異常と看護①

実施日　　月　　日

正解：　　／14 問

制限時間 5分

1 文章を読み、正しいものには○、誤っているものには×を書きなさい。

（1）先天性胆道閉鎖症による黄疸は、生理的黄疸に比べて発症が急激である。　解答

（2）産瘤がみられる場合には、すぐに外科的処置を施す。　解答

（3）頭血腫は、骨縫合を超えて生じることはない。　解答

（4）頭血腫は、消失するまで放置してよい。　解答

（5）新生児の胸鎖乳突筋血腫は、多くの場合自然治癒する。　解答

（6）左に腫瘤がある筋性斜頸の児の頭部は、右側に傾斜する。　解答

（7）上腕型の腕神経叢麻痺をクルンプケ麻痺とよぶ。　解答

（8）通常、前腕型の腕神経叢麻痺は上腕型よりも予後が悪い。　解答

（9）新生児溶血性疾患では、重度の黄疸が現れる。　解答

（10）真性メレナの下血は、嚥下した母親の血液に由来する。　解答

2 つぎの設問に答えなさい。

（1）正期産で出生した生後３日目の女児の状態で、異常が疑われるのはどれか。

1．性器からの少量の出血

2．平坦な大泉門

3．手掌に触れたものを握る

4．伸展した四肢の姿勢

解答＿＿＿＿＿＿＿＿

（2）新生児の奇形のうち、小奇形はどれか。

1．口唇口蓋裂

2．先天性心疾患

3．小顎症

4．合指症

解答＿＿＿＿＿＿＿＿

（3）新生児出血性疾患で誤っているのはどれか。

1．予防としてビタミンＫを内服する。

2．早期発見の所見に心雑音がある。

3．母乳栄養児はリスクが高い。

4．生後24時間以内に発症することもある。

解答＿＿＿＿＿＿＿＿

（4）モロー反射の出現が激しい場合に疑われるのはどれか。

1．核黄疸

2．上腕型腕神経叢麻痺

3．鎖骨骨折

4．頭蓋内出血

解答＿＿＿＿＿＿＿＿

新生児の異常と看護②

実施日　月　日

正解：　／14 問

制限時間 5分

1 文章を読み、正しいものには○、誤っているものには×を書きなさい。

（1）自然分娩で顔面神経麻痺が生じることはない。　解答

（2）呼吸窮迫症候群は、肺サーファクタントの不足が原因である。　解答

（3）呼吸窮迫症候群は、正期産児よりも早産児で多く発症する。　解答

（4）新生児壊死性腸炎の児には、経口栄養を中止する。　解答

（5）黄疸の光線療法では、児の眼をアイマスクで覆う。　解答

（6）胎便の排出を促すことで高ビリルビン血症を予防できる。　解答

（7）核黄疸は、生理的黄疸であり、自然治癒することが多い。　解答

（8）新生児中毒性紅斑は、正期産児よりも早産児に多い。　解答

（9）新生児中毒性紅斑は、数日で自然消失する。　解答

（10）未熟児網膜症予防のために、早産児は高濃度酸素の下で管理する。　解答

2 つぎの設問に答えなさい。

（1）新生児の頭蓋内出血について、誤っているものはどれか。

1．分娩時の外傷によって起こることがある。

2．原則的に外科的処置が必要となる。

3．無呼吸発作がみられることがある。

4．ビタミンＫの欠乏により起こることがある。

解答＿＿＿＿＿＿＿＿

（2）高ビリルビン血症について、正しいものはどれか。

1．きょうだいが発症している場合にはリスクが高まる。

2．出生時の体重はリスク因子とならない。

3．原則的に交換輸血が必要となる。

4．甲状腺機能の亢進により起こる。

解答＿＿＿＿＿＿＿＿

（3）黄疸の光線療法について、正しいものはどれか。

1．光線治療を行う場合には、おむつも外す。

2．児の低温熱傷に注意する。

3．治療中は、胎便のような暗緑色の便が出る。

4．治療中は母乳栄養を中止する。

解答＿＿＿＿＿＿＿＿

（4）新生児仮死の症状として誤っているものはどれか。

1．筋固縮

2．啼泣開始の遅延

3．皮膚の蒼白

4．心停止

解答＿＿＿＿＿＿＿＿

流産・死産・周産期死亡

実施日　　月　　日

正解：　　／14 問

制限時間 5分

1 文章を読み、正しいものには○、誤っているものには×を書きなさい。

（1）母体の年齢が高いほど、流産率は上昇する。　解答＿＿＿＿

（2）早期流産とは、妊娠８週未満の流産をいう。　解答＿＿＿＿

（3）３回以上自然流産を繰り返す状態を習慣流産という。　解答＿＿＿＿

（4）自然流産の多くは、母体の生活習慣に由来する。　解答＿＿＿＿

（5）妊娠12週以降の死児の出産を死産という。　解答＿＿＿＿

（6）死産となった場合、褥婦が回復するまで児の死を伝えない。　解答＿＿＿＿

（7）死児を出産した母親には、あえて明るい態度で接する。　解答＿＿＿＿

（8）死産の場合には、産褥期の乳汁分泌は起こらない。　解答＿＿＿＿

（9）死児を出産した褥婦の大部屋への入院は避けたほうがよい。　解答＿＿＿＿

（10）死産の場合、母子健康手帳は母親に返却しない。　解答＿＿＿＿

2 つぎの設問に答えなさい。

（1）つぎのうち、正常妊娠への回復の可能性があるのはどれか。

1．稽留（けいりゅう）流産

2．不全流産

3．進行流産

4．切迫流産

解答＿＿＿＿＿＿＿＿

（2）死産児と面会した母親への声がけとして、最も適切なものはどれか。

1．「元気を出してください」

2．「早く忘れましょう」

3．「つらいですよね」

4．「次の妊娠を考えましょう」

解答＿＿＿＿＿＿＿＿

（3）死児を出産した褥婦への援助として、最も適切なのはどれか。

1．児とのお別れの機会をつくる。

2．児のために準備した衣類などは処分するように提案する。

3．児の抱っこはしないように助言する。

4．できるだけ早期に次の妊娠を計画するように伝える。

解答＿＿＿＿＿＿＿＿

（4）つぎの説明で誤っているものはどれか。

1．妊娠22週以降の死産と早期新生児死亡を合わせて周産期死亡という。

2．生後１週未満の児の死亡を早期新生児死亡という。

3．新生児死亡率は、１年間の新生児死亡数÷１年間の出生数×1,000で示す。

4．死産率は、１年間の死産数÷１年間の出生数×1,000で示す。

解答＿＿＿＿＿＿＿＿

児の障害・先天異常

実施日　　月　　日

正解：　　／14 問

制限時間 5分

1 文章を読み、正しいものには○、誤っているものには×を書きなさい。

(1) 新生児のおよそ1000人に１人が先天性難聴を発症する。

解答＿＿＿＿＿＿＿＿

(2) 先天性胆道閉鎖症では、生理的黄疸よりも黄疸が極めて強く現れる。

解答＿＿＿＿＿＿＿＿

(3) 新生児マススクリーニングは、低出生体重児が対象である。

解答＿＿＿＿＿＿＿＿

(4) 母親が高齢になるほど、ダウン症候群の発症率は上昇する。

解答＿＿＿＿＿＿＿＿

(5) ダウン症候群の症状として、巨舌がみられる。

解答＿＿＿＿＿＿＿＿

(6) 色素失調症は、ほとんどの場合、女児にみられる。

解答＿＿＿＿＿＿＿＿

(7) フェニルケトン尿症は、早期の適切な食事療法により、重度の精神障害化を予防できる。

解答＿＿＿＿＿＿＿＿

(8) 猫なき症候群は、性染色体の数的異常である。

解答＿＿＿＿＿＿＿＿

(9) クレチン症は、甲状腺の先天異常が原因である。

解答＿＿＿＿＿＿＿＿

(10) デュシェンヌ型筋ジストロフィーは、男性だけに発症する。

解答＿＿＿＿＿＿＿＿

2 つぎの設問に答えなさい。

（1）新生児マススクリーニングについて、正しいものはどれか。

1．検体は新生児の尿である。

2．日齢２日に検査する。

3．生理的黄疸が顕著なときは検査を延期する。

4．検体はろ紙で提出する。

解答＿＿＿＿＿＿＿＿

（2）先天性疾患で誤っているものはどれか。

1．メープルシロップ尿症は、先天性の糖代謝異常症である。

2．口唇口蓋裂は、多因子遺伝疾患である。

3．フェニルケトン尿症は、遺伝病である。

4．ダウン症候群は、21 番染色体のトリソミーである。

解答＿＿＿＿＿＿＿＿

（3）先天異常と症状の組合せで誤っているものはどれか。

1．18 トリソミー ―― 知的障害

2．クラインフェルター症候群 ―― 女性化乳房

3．ターナー症候群 ―― 第二次性徴の欠如

4．マルファン症候群 ―― 低身長

解答＿＿＿＿＿＿＿＿

（4）出産後に児の先天性心疾患が判明し、自責の念を感じている母親への対応として最も適切なものはどれか。

1．母親の責任ではないと伝える。

2．児との面会を制限する。

3．母乳栄養による育児はできないと伝える。

4．病状に関する説明は控える。

解答＿＿＿＿＿＿＿＿

母性看護に関する法律・制度・施策①

実施日　　月　　日

正解：　／14 問

制限時間 5分

1 文章を読み、正しいものには○、誤っているものには×を書きなさい。

（1）わが国では、不妊手術は母体保護法により認められている。　解答＿＿＿＿

（2）出生届は、児の出生後７日以内に提出しなければならない。　解答＿＿＿＿

（3）死産の届出に関する規程では、妊娠満８週以後の死児の出産を死産という。　解答＿＿＿＿

（4）母子保健法では、妊娠中または出産後１年以内の女子を妊産婦とよぶ。　解答＿＿＿＿

（5）妊娠が判明した場合には、７日以内に届け出なければならない。　解答＿＿＿＿

（6）乳児健康診査は、母子保健法により定められている。　解答＿＿＿＿

（7）出産育児一時金の支給は、母子保健法により定められている。　解答＿＿＿＿

（8）妊娠や出産を理由とする解雇は、法律で禁止されている。　解答＿＿＿＿

（9）育児休業期間は、最長で子が１歳になるまでである。　解答＿＿＿＿

（10）育児休業は、父親も取得することができる。　解答＿＿＿＿

2 つぎの設問に答えなさい。

（1）母体保護法により定められていないものはどれか。

1．人工妊娠中絶の実施

2．不良な子孫の出生の防止

3．受胎調節実地指導員制度

4．受胎調節指導のための医薬品の販売

解答

（2）出生の届出を義務付ける根拠となる法律はどれか。

1．戸籍法

2．母子保健法

3．育児・介護休業法

4．児童福祉法

解答

（3）母子保健法による規定ではないものはどれか。

1．低出生体重児の届出

2．妊産婦の訪問指導

3．新生児・未熟児の訪問指導

4．産前産後の休業

解答

（4）母子健康手帳について、誤っているものはどれか。

1．子どもの予防接種記録が含まれる。

2．妊娠の届出がないと、交付されない。

3．妊娠期から乳児期までの母子の記録である。

4．市町村から交付される。

解答

第47回 母性看護に関する法律・制度・施策②

実施日　　月　　日

正解：　／14問

制限時間 5分

1 文章を読み、正しいものには○、誤っているものには×を書きなさい。

（1）多胎妊娠の場合、単胎妊娠よりも長く産前休暇を取ることができる。　解答＿＿＿＿

（2）医師が認めれば産後４週以後の女性を就業させることができる。　解答＿＿＿＿

（3）経済的に問題のある妊婦の助産施設への入所措置は、児童福祉法により行われる。　解答＿＿＿＿

（4）子の看護休暇の取得は、１日単位とされている。　解答＿＿＿＿

（5）婚姻を理由に女性を解雇することは、男女雇用機会均等法により禁止されている。　解答＿＿＿＿

（6）生理日の就業に関する措置は、男女雇用機会均等法により定められている。　解答＿＿＿＿

（7）男女雇用機会均等法は、雇用分野における男女差別の解消を目的とする。　解答＿＿＿＿

（8）出産後の健康管理に関する措置は、男女雇用機会均等法で規定される。　解答＿＿＿＿

（9）労働基準法で規定される育児時間は、父親も取得できる。　解答＿＿＿＿

（10）妊婦の時差出勤の法的根拠となるのは、育児・介護休業法である。　解答＿＿＿＿

2 つぎの設問に答えなさい。

（1）労働基準法により、妊産婦からの請求がなくても使用者が処遇しなければならないものはどれか。

1．時間外労働

2．軽易な業務への転換

3．重量物を取り扱う業務

4．深夜業

解答＿＿＿＿＿＿＿＿

（2）労働基準法についての説明で、誤っているものはどれか。

1．妊産婦が請求した場合には、休日に労働をさせてはならない。

2．６週間以内に出産予定の女性が請求した場合、就業させてはならない。

3．産後８週間を経過しない女性を就業させてはならない。

4．生後１歳未満の子の育児中の女性は、１日１回30分の育児時間を請求できる。

解答＿＿＿＿＿＿＿＿

（3）母子健康包括支援センターの設置を定める法律はどれか。

1．健康保険法

2．母子保健法

3．児童福祉法

4．育児・介護休業法

解答＿＿＿＿＿＿＿＿

（4）つぎのうち、市町村の義務ではないものはどれか。

1．小児慢性特定疾病公費負担医療給付

2．乳児家庭全戸訪問事業

3．妊娠届の受理

4．３歳児健診

解答＿＿＿＿＿＿＿＿

母性看護に関する法律・制度・施策③

実施日　　月　　日

正解：　／14 問

制限時間 5分

1 文章を読み、正しいものには○、誤っているものには×を書きなさい。

（1）こんにちは赤ちゃん事業は、生後４ヶ月までの乳児を対象とする。　解答

（2）育成医療は、１歳未満のすべての乳児を対象とする。　解答

（3）小児慢性特定疾病対策事業の対象は、18 歳未満の児童である。　解答

（4）出生時の体重が 2,500g 未満の児は、未熟児養育医療の対象となる。　解答

（5）心疾患に罹患している妊婦が入院した場合、医療援助の対象となる。　解答

（6）子育て世代の就労・再就職の支援は、健やか親子 21 の主要課題である。　解答

（7）母子健康包括支援センターの設置主体は国である。　解答

（8）受胎調節実地指導員の資格は、助産師のみが取得できる。　解答

（9）少子化社会対策大綱（第４次）の施策に結婚の支援も含まれる。　解答

（10）少子化社会対策大綱（第４次）では、希望出生率 1.5 の実現を掲げる。　解答

2 つぎの設問に答えなさい。

（1）母子保健施策とその対象の組合せで誤っているものはどれか。

1．小児慢性特定疾病対策事業 ―― 小児がん

2．養育支援訪問事業 ―― 特定妊婦

3．健全母性育成事業 ―― 初妊婦

4．妊娠高血圧症候群等療養援護 ―― 産科出血

解答＿＿＿＿＿＿＿＿

（2）少子化突破のための緊急対策（2013年）の３つの柱に含まれないものはどれか。

1．女性の健康的な「自分」づくりの支援

2．働き方改革

3．子育て支援

4．結婚・妊娠・出産支援

解答＿＿＿＿＿＿＿＿

（3）健やか親子 21（第二次）で示された重点課題はどれか。

1．妊娠期からの児童虐待防止対策

2．思春期における性教育の充実

3．待機児童ゼロの実現

4．妊娠・出産に関する安全性と快適さの確保と不妊への支援

解答＿＿＿＿＿＿＿＿

（4）子ども・子育てビジョンの説明で誤っているものはどれか。

1．男女ともワーク・ライフ・バランスの実現を目指す。

2．社会全体で子育てを支えることを基本とする。

3．子どもが主役である。

4．少子化対策を最も重視した施策である。

解答＿＿＿＿＿＿＿＿

女性への暴力と児童虐待

実施日　　月　　日

正解：　　／14問

制限時間 5分

1 文章を読み、正しいものには○、誤っているものには×を書きなさい。

（1）性暴力の加害者の多くは、被害者と面識がない。　解答＿＿＿＿

（2）性暴力を受けた女性のほとんどが被害届を提出する。　解答＿＿＿＿

（3）暴力被害者への自立支援は、DV 防止法で規定されている。　解答＿＿＿＿

（4）DV 防止法は、男性から女性へ行う暴力のみを対象とする。　解答＿＿＿＿

（5）医療従事者がDV 被害者を発見した場合、本人の意思とは関係なく通報する。　解答＿＿＿＿

（6）児童虐待には、ネグレクトも含まれる。　解答＿＿＿＿

（7）児童虐待における主たる虐待者で最も多いのは養父である。　解答＿＿＿＿

（8）児童虐待の予防対策は、妊娠期から行うのがよい。　解答＿＿＿＿

（9）新生児期の母子分離は、児童虐待のリスクを高める。　解答＿＿＿＿

（10）故意の妊婦健診の未受診は、児童虐待といえる。　解答＿＿＿＿

2 つぎの設問に答えなさい。

（1）強制性交等罪について、正しいものはどれか。

1．被害者が女性の場合に処罰対象となる。

2．被害者の年齢は、18歳以上が対象である。

3．加害者は３年以下の懲役となる。

4．被害者の告訴がなくても起訴することができる。　　解答＿＿＿＿＿＿

（2）つぎのうち、強姦被害を訴える女性への声がけとして適切なのはどれか。

1．「強く抵抗しましたか？」

2．「あなたから挑発しませんでしたか？」

3．「話したくないことは話さなくてもいいですよ」

4．「着ていた衣類などは忘れるために処分しましょう」　　解答＿＿＿＿＿＿

（3）配偶者からの暴力防止及び被害者の保護等に関する法律（DV防止法）で誤っているものはどれか。

1．暴力を受けている者を発見した者は警察へ通報する。

2．配偶者暴力相談支援センターは、被害者の保護ができる。

3．婚姻の届出をしていない場合は保護の対象とはならない。

4．暴力には、心身に有害な影響を及ぼす言葉も含まれる。

解答＿＿＿＿＿＿

（4）DV被害を訴える女性への看護師の対応として適切なものはどれか。

1．加害者を呼んで話し合うことをすすめる。

2．暴力を受けたときの状況を具体的に説明してもらう。

3．自分に責任がなかったか考えるように促す。

4．けがの状況を確認し、必要であれば処置する。　　解答＿＿＿＿＿＿

母性看護と感染症

実施日　　月　　日

正解：　　／14 問

制限時間 5分

1 文章を読み、正しいものには○、誤っているものには×を書きなさい。

（1）妊娠週数が早いほど先天性風疹症候群の発症リスクは高くなる。　解答

（2）風疹ワクチンが未接種の場合、妊娠が判明した時点ですぐに接種する。　解答

（3）性器クラミジアのおもな感染経路は、分娩時の産道感染である。　解答

（4）淋菌感染症は、異所性妊娠の原因となる。　解答

（5）帝王切開による出産は、児へのＣ型肝炎の感染率を高める。　解答

（6）Ｃ型肝炎ウイルスキャリアの妊婦には、授乳を禁止する。　解答

（7）HCV-RNA 陽性の場合、わが国の母子感染率はおよそ70％である。　解答

（8）水痘ワクチンの接種は、妊娠12週までに行う。　解答

（9）単純ヘルペスウイルスの垂直感染は、おもに産道感染で起こる。　解答

（10）Ｂ型肝炎ウイルスは、性行為により感染する。　解答

2 つぎの設問に答えなさい。

（1）つぎのうち、経母乳感染が起こらないのはどれか。

1．ヒトT細胞白血病ウイルス

2．ヒト免疫不全ウイルス

3．サイトメガロウイルス

4．B型肝炎ウイルス

解答＿＿＿＿＿＿＿＿

（2）先天性風疹症候群の代表的な症状に含まれないものはどれか。

1．白内障

2．先天性心疾患

3．難聴

4．排尿障害

解答＿＿＿＿＿＿＿＿

（3）垂直感染と新生児への影響との組合せで誤っているものはどれか。

1．トキソプラズマ —— 先天性心疾患

2．サイトメガロウイルス —— 肝脾腫大

3．B型溶血レンサ球菌 —— 敗血症

4．性器クラミジア —— 結膜炎

解答＿＿＿＿＿＿＿＿

（4）パルボウイルスB19感染症について正しいものはどれか。

1．感染しても胎児への催奇形作用はない。

2．ペットを通じて感染する。

3．胎盤を経由して感染することはない。

4．発症時に発疹はみられない。

解答＿＿＿＿＿＿＿＿

商品のご購入と発送について

弊社の書籍は書店やインターネット通販サイトなどを通してご購入が可能です。その際は各書店、サイトへ直接お申し込み下さい。

弊社から直接ご購入を希望される場合は、誠に勝手ながら**代金先払い**とさせて頂いております。下記の必要事項をご記入の上、**FAX**もしくは**メール**にてお申し込み下さい。お申し込み確認後、こちらからご購入代金のご連絡を差し上げますので、指定の口座（郵便振替もしくは銀行振り込み）へのご入金をお願いいたします。なお、恐れ入りますがお振込の際の手数料はお客様負担とさせて頂いております。

お客様からのご入金を確認後、商品の方をご指定の送付先へ発送いたします。発送手数料につきましては、下記をご参照ください。

在庫状況によってはお待たせする場合もございますのでご了承ください。品切れ等がありました際には、その旨もご連絡させて頂きます。

【お申込 FAX・メール】

FAX	03（5228）0396
mail	n-senkosha@bf7.so-net.ne.jp

送品手数料	
1～2冊	200円
3～4冊	400円
5～9冊	500円
10冊以上	送料無料

※沖縄県及び一部離島を除く。

【必要事項】

①ご注文書名　②ご注文冊数　③送付先ご住所　④お電話番号　⑤施設名（学校名）　⑥お名前
をご記入の上、上記のFAXもしくはメールの宛先までお申込ください。

※お預かりした個人情報は、商品の発送および商品のご案内以外には一切使用いたしません。

※ご指定の書店様からのご購入をご希望の際は、書店様へご相談ください。但し、お取扱い頂けない場合もございますのでご了承ください。

●ご注文・お問い合わせ先
株式会社 宣 広 社
〒162-0801　東京都新宿区山吹町334　TEL/FAX：03-5228-0396
http://senkosha.jimdo.com/
mail：n-senkosha@bf7.so-net.ne.jp

［参考文献］「系統別看護学講座　専門Ⅱ　母性看護学概論　母性看護学①」（医学書院）／「系統別看護学講座　専門Ⅱ　母性看護学各論　母性看護学②」（医学書院）／「みるみるナーシング母性看護　第5版」（医学評論社）／「小児看護学まとめドリル」（宣広社）

毎日コツコツ！スピードトレーニング
看護学生のための5分間テスト
母性看護学レベルアップテスト50

2021年7月10日　第1版第1刷　発行

編　　集	SENKOSHAメディカルドリル編集部
発 行 者	中村誠良
発行・発売	株式会社宣広社　〒162-0801 東京都新宿区山吹町334　電話 03-5228-0396
印刷・製本	株式会社平河工業社

装丁／本文デザイン／DTP：アルファー・ワン

●本書のコピー、スキャン、デジタル化等の無断複製は、著作権法上での例外である私的利用を除き禁じられています。本書を代行業者等の第三者に依頼してコピー、スキャンやデジタル化することは、たとえ個人や家庭内での利用であっても一切認められておりません。
●学内の使用であっても本書のコピーを配布し、授業や試験等で使用することは認められておりません。
●お問い合わせは、出版企画部へお願いします（電話　03-5228-0396）

ISBN978-4-906852-28-4　C3047　Printed in Japan

取りはずして使える！

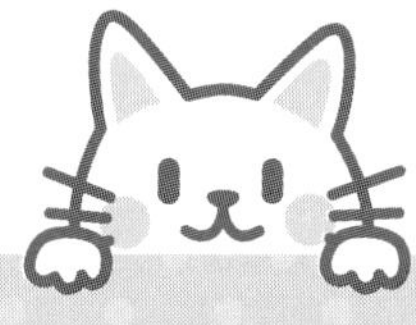

毎日コツコツ！スピードトレーニング

看護学生のための5分間テスト

母性看護学50 レベルアップテスト

解答と解説

編集●SENKOSHA メディカルドリル編集部

SENKOSHA

第１回　親の役割と家族の役割

（1）○

解説　妊娠や出産により、母親だけでなく、父親やきょうだい、祖父母など、家族の役割は大きく変化します。妊娠期から生まれてくる児への愛着を深めながら、家族としての役割を話し合っておくことが大切です。

（2）○

解説　一緒に育児準備をすることで、生まれてくる子に対する愛着をもつことができ、さらに兄や姉としての役割獲得を促すことができます。

（3）×

解説　自分の母親や友人、あるいは専門家などの母親としての先輩を手本とし、模倣することは、母親役割獲得の過程のひとつです。

（4）○

解説　どのような出産にしたいかや、出産後にどんな育児をしたいかなどをイメージし、自分や家族の希望、要望を表したものをバースプランといいます。バースプランは母親役割や家族役割の獲得を促します。また、妊婦や家族の信頼関係やセルフケア能力を高める効果もあります。

（5）×

解説　マーサーによれば、母親役割獲得過程は、妊娠期の予期的段階を経て、児の誕生により育児を受け入れる形式的段階となります。そして非形式的段階、個人的段階へと移行します。

（6）×

解説　母親役割を想像するのは、妊娠期の予期的段階です。

（7）×

解説　ルービンによれば、母親役割獲得過程は、５つの認識的操作により進むとされます。その５つは、模倣、ロールプレイ、空想、取り込み－投影－拒絶、そして悲嘆作業からなります。

（8）×

解説　母親役割獲得過程における悲嘆作業とは、妊婦が妊娠と出産により過去の自分との決別を悲しみ、諦めていく過程をいいます。

（9）×

解説　父親役割獲得過程も妊娠期から始まります。

（10）○

解説　母親と異なり、父親は妊娠による身体的変化がなく、分娩を経験することもないため、妊娠や分娩に対するイメージがわきにくく、父親役割獲得が進みにくいといえます。分娩へ立ち会うことで、ともに出産という大きな仕事をなしとげ、児の誕生という場を共有することができ、それが父親役割獲得を促進するといえます。

2

（1）2

解説　人形などを使って母親の役割を演じることをロールプレイといいます。友人の出産体験を聞いたり、児の抱き方を見るのは模倣、購入する育児用品を考えるのは空想です。

（2）4

解説　母親役割獲得過程において、自分の子育てを具体的にイメージすることを空想といいます。

（3）4

解説　マーサーは、「母親になること」の過程について、１の妊娠期の段階、２の産後２～６週間の段階、３のわが子の世話への自信を高める段階（産後４ヶ月間）、そして４の母親としての自己を確立する段階（産後４ヶ月以降）の４つの段階を示しました。

（4）3

解説　一般的な育児モデルを模倣し、育児を受け入れていく形式的段階に続く段階が非形式的段階です。自らの育児を通じ、わが子の要求や合図を学ぶことで、母親としての独自の役割関係を発達させる段階です。

My Note

第2回　女性の健康とリプロダクティブヘルス

(1) ×

解説 リプロダクティブヘルスとは、「性と生殖に関する健康」を意味し、それに関わる様々な問題を予防したり解決するためのケアをリプロダクティブヘルスケアといいます。その対象は妊婦に限らず、すべての女性、胎児、子ども、さらには女性のパートナーとして、生殖、出産、育児にも関わる男性も含んでいます。

(2) ×

解説 リプロダクティブヘルス／ライツとは、「性と生殖に関する健康と権利」を意味します。女性が妊娠を調節（妊娠を望んで行動したり、避妊したりする）することは、リプロダクティブヘルスの基本要素の一つであり、すべての女性、あるいは夫婦はその権利を有しています。

(3) ×

解説 リプロダクティブヘルス/ライツの概念は、1994年に開催された国際人口開発会議において、途上国の人口爆発への対策として生まれた概念です。男性優位ではなく、女性が主体的に生殖に対する自己決定権をもつことで、妊娠や出産の数が安定するはずである、という考えに基づいて提案されました。

(4) ○

解説 リプロダクティブヘルス／ライツにおける権利として、性暴力から解放される権利や、性的指向による差別を受けない権利なども挙げられます。

(5) ×

解説 例えば妊娠や出産は、身体だけでなく、ときに休職や退職、勤務形態の変更など、女性にとって大きな変化をもたらします。そのため、女性は男性に比べ、リプロダクティブヘルスを損なうリスクは高いといえます。

(6) ○

解説 生殖器の構造上、男性に比べ女性の方が性感染症に罹患（りかん）するリスクは高いといえます。

(7) ○

解説 例えば男性が妊娠や出産、育児に対して理解があり協力的かによっても、女性のリプロダクティブヘルス／ライツに与える影響は大きく変化します。

(8) ○

解説 妊娠を望むか望まないか、あるいはいつ、何人産むか、といった妊娠・出産についての自己決定権は、すべての女性が有しています。

(9) ×

解説 ヘルスプロモーションが提唱されたのは、カナダのオタワで開催された第１回健康促進国際会議です。その会議で採択されたヘルスプロモーション憲章（オタワ憲章）において、ヘルスプロモーションの考え方が提唱されました。アルマ・アタ宣言で提唱されたのは、プライマリヘルスケア（健康をすべての人の基本的な人権だとする考え方）です。

(10) ×

解説 ヘルスプロモーションは、「人々が自らの健康をコントロールし、改善できるようにするプロセス」と定義されます。健康維持のために、一人一人が主体的に行動することが基本となります。

2

(1) 2

解説 リプロダクティブヘルス/ライツとは、「性と生殖に関する健康と権利」を意味します。

(2) 1

解説 望まない時期に妊娠を避け、受胎（じゅたい）調節を行うことは、妊娠・出産に対する自己決定権というリプロダクティブヘルスの基本的な考え方であり、権利として認められます。

(3) 4

解説 リプロダクティブヘルスの基本的要素とは、①妊孕性（にんようせい）を調節し抑制できること、②すべての女性が安全な妊娠と出産ができること、③性感染症からの自由を有すること、④すべての新生児が健康な小児期を享受（きょうじゅ）できる新生児の健全性をもつこと、の４つです。

(4) 2

解説 わが国においては、妊娠や出産による女性の負担を考え、母体の健康を守ることが家族計画の意義とされます。

第3回　セクシュアリティ

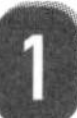

（1）×

解説 セクシュアリティとは、生物学的な性（セックス）と社会文化的な性（ジェンダー）を含む、人間の性についての大きな概念を意味します。

（2）○

解説 老化によって性的な機能や生殖機能は衰えますが、セクシュアリティ自体が衰えるわけではありません。

（3）×

解説 単純な生物学的な性差とは異なり、社会的、文化的に認識された心理的な性差をジェンダーといいます。成長に伴って生物学的な性が自然に変化することはありませんが、社会と関わり、生活していく中で、自らの認識するジェンダーが変化することはあります。

（4）×

解説 同性に対して性的にひかれる同性愛は、かつて精神障害と考えられていましたが、現在は性に対する多様性のひとつであるとされています。

（5）×

解説 それぞれの性別において、社会的に期待されている役割を性役割といいます。男女とも、性役割は出生後から両親や周囲の人間、社会との関わりの中で徐々に獲得していきます。思春期は、周囲からの影響を大きく受けた性役割と、自分自身の中で形成されてきた性役割との認識の違いなどに戸惑い、考える時期でもあります。

2

（1）指向

解説 その人が男女のどちらに性的な関心や恋愛感情をもつかを性指向といいます。多くは異性に性指向が向きますが、同性に向く場合や両方の性に向く場合もあります。

（2）ヘテロ

解説 自分とは異なる性に性的関心や恋愛感情を抱くのがヘテロセクシュアルです。同性に性的関心を抱くのはホモセクシュアルといいます。そのうち女性が女性に性的関心を抱くのがレズビアン、男性が男性に性的関心を抱くのがゲイです。

（3）無

解説 アセクシュアル（エイセクシュアル）とは、同性、異性に関わらず、他人に対して性的関心や恋愛感情を抱かないセクシュアリティのことをいいます。

（4）バイ

解説 男性にも女性にも性的関心を抱く場合をバイセクシュアル（両性愛・両性愛者）といいます。

（5）レス

解説 生物学的な性別や、社会的、文化慣習的に決めつけられた性別・性役割にこだわらず、その性差をなくそうとする考え方がジェンダーレスです。

3

（1）1

解説 性同一性障害は、生物学的な性と自らが認識する性が不一致の状態をいいます。成長につれて身体は男性（あるいは女性）らしくなりながらも、心の中で自らが認識する性と一致しなくなっていくため、多くが中学生までに性同一性への違和感を認識するようになります。性的関心の対象が異性であるか同性であるかといった、性指向は問題にはなりません。

（2）1

解説 「男性はこうあるべき」「女性はこうすべき」といった、社会的、文化的に築き上げられてきた思い込みがジェンダーステレオタイプです。「男の子だから泣いてはいけない、強くなくてはいけない」という一方的な価値観は、ジェンダーステレオタイプ的な発言といえます。

（3）1

解説 人間のセクシュアリティには、種の保存という生殖性の意義以外に、男女の性差を表す性別としての意義、性欲を満たすための快楽性としての意義、愛情を育み維持するための親密性・連帯性としての意義、そして性役割を示す意義があります。

（4）4

解説 フェミニズム（性解放思想）とは、女性をあらゆる差別から解放し、男性と同等の立場で尊重され、女性らしく生きることを目指す考え方や運動をいいます。アンドロジニーとは、男性性と女性性を併せ持つ心理的両性具有のことをいいます。

第4回　女性のライフステージと看護①　思春期

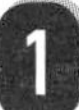

(1) ○
解説　一般的に、男子に比べて**女子の方が早く二次性徴が現れる傾向**があります。性腺の成熟に基づく二次性徴の出現をもって、**思春期の始まり**とされます。

(2) ×
解説　初経の発来には個人差がありますが、一般的に11～12歳頃、すなわち**小学校６年生くらいで約半数**に起こります。中学２年生になればその割合はもっと多くなり、中学３年生では90%以上にみられます。

(3) ○
解説　満18歳を迎えても一度も月経が起こらないと**原発性無月経**とされます。ただし初経は多くの場合11～13歳にはみられるため、月経が来ない場合には**もっと早く検査をすることが望ましい**とされます。

(4) ○
解説　妊娠などの生理的な理由がないにもかかわらず、３ヶ月以上月経がない状態を**続発性無月経**といいます。過剰な運動やダイエット、ストレスなどで起こることがあります。ただし、初経が起きてからの数年間は、**月経の周期が安定せず**、無月経などがみられることもあります。**続発性無月経は放置すると重症化する**ため、月経が３ヶ月以上来ない場合には早めに受診することが重要です。

(5) ○
解説　過剰なダイエットなどにより**体脂肪率が下がると月経異常が起こりやすく**なります。思春期の女児は本来生理的に脂肪が増える時期ですが、昨今はやせ指向や過度の運動（部活など）により、体脂肪が低く、無月経が起こることも増えています。

(6) ×
解説　月経に伴い、**日常生活が困難になるほど**の痛みや吐き気といった病的症状がみられる場合を**月経困難症**といいます。そのうち、とくに子宮などに病的な原因がないにもかかわらず起こるものを**機能性（原発性）月経困難症**といい、初経後早期（１～２年以内）の**思春期に多くみられます**。子宮内膜症や子宮筋腫などにより引き起こされる**続発性（器質性）月経困難症は成熟期の女性で多くみられます**。

(7) ×
解説　過多月経とは**月経の際の出血量が多量**の場合をいいます。月経の頻度が多いのは**頻発月経**といいます。

(8) ○
解説　月経周期が長く、月経の頻度が39日以上で３ヶ月以内の場合を**希発月経**といいます。

(9) ○
解説　コンドームの装着は性感染症の予防に有効です。ただし**正しく装着し、使用することが必要**です。

(10) ×
解説　性教育については各家庭での実施も大切ですが、家庭によって考え方や意識、伝える内容もさまざまです。学校や医療職なども関わり、**社会全体の課題として考えることも重要**です。

2

(1) 2
解説　月経時の出血により**多くの血液とともに鉄も失われる**ため、鉄欠乏性貧血が起こりやすくなります。とくに成長に伴って多くの鉄を必要とする思春期では、貧血が起こりやすいので注意が必要です。

(2) 3
解説　通常は**乳房の発育後に月経**が起こり、その後に続発性無月経となるため、乳房の発育は認められます。

(3) 1
解説　**プロスタグランジン**は子宮収縮のほか、胃粘膜の血流保持や粘膜の保護、腎臓の組織の保護などの作用をもちますが、同時に炎症反応にも関与する**強力な発痛因子**です。月経困難症の症状を緩和させるには、プロスタグランジンの作用を阻害する非ステロイド系鎮痛薬が用いられます。

(4) 1
解説　思春期は身体的にも心理的にも不安定であり、また学校での教育を受けている時期でもあります。さまざまな問題はありますが、出産を希望している場合には、まずは**数少ない同世代の妊婦との関係づくり**を進めることで、不安やストレスなどの解消につながることが考えられます。

第５回　女性のライフステージと看護②　成熟期

(1) ×

解説 女性の年齢が高くなるほど妊娠の可能性は低下し、一般的に50歳半ば頃に訪れる閉経と共に、妊娠が不可能になります。これは女性の寿命が延びても変わりありません。

(2) ×

解説 子宮内膜症とは、子宮内膜やそれに類似する組織が、本来あるべき場所以外のところ、つまり子宮内膜以外に発生し、エストロゲンにより増殖、進行する疾患をいいます。腹膜や卵巣、ダグラス窩（子宮と直腸の間のくぼみ）などでよく発症します。卵巣で発症する場合を卵巣チョコレート嚢胞、子宮の筋層内に発症する場合を子宮腺筋症とよびます。

(3) ○

解説 子宮内膜症の好発年齢は20～40歳くらいで、良性ではありますが月経困難症や不妊症の原因となります。また閉経まで悪化を続ける疾患であり、さらに治療しても再発することも多いため、長期的な観察が必要となります。

(4) ○

解説 子宮内膜症の代表的な症状は、下腹部痛や腰痛、排便痛、性交痛などの痛みと月経異常、不妊などです。

(5) ○

解説 卵巣に発生するがんが卵巣がんです。遺伝も含めさまざまな原因で発症しますが、排卵の回数が多いほど卵巣がんを発症しやすいとされています。そのため、妊娠や出産の経験がない、あるいは少ない人や閉経が遅い人は発症の確率が高くなる傾向にあります。授乳により排卵が抑制されることで、発症の確率は低下します。

(6) ○

解説 乳腺に発生する乳がんは、わが国において女性の12人に１人ほどが罹患するといわれる発症リスクの高いがんです。しかし早期に発見すれば完治する可能性も高いがんであり、年に１回の定期検診のほか、普段のセルフチェックが重要となります。

(7) ×

解説 子宮頸がんの好発年齢は、30～40歳代ですが、近年20歳代の発症も増えてきています。早期の発見であれば高い確率で完治するため、乳がん同様、定期的な子宮がん検診の受診が大切です。

(8) ×

解説 子宮がんのうち、子宮体部に発生するがんを子宮体がんといいます。40歳代後半から増加し、50～60歳代で、閉経後の女性に多くみられます。最も多い自覚症状は不正出血であり、異常を感じたら早期の受診が大切です。進行に伴い排尿痛や性交痛、下腹部痛、腹部膨満感などが現れることもあります。

(9) ×

解説 子宮全摘手術を受けても、性生活にはとくに影響はありません。

(10) ×

解説 子宮全摘手術により、女性らしさや、その人のセクシュアリティが失われることはありません。

2

(1) 1

解説 子宮筋腫は良性の腫瘍で、多くの場合子宮筋層に発生します。好発年齢は30～40歳で、更年期に入ると萎縮します。無症状の場合も多いですが、過多月経や過長月経、痛み、貧血、頻尿などがみられることもあります。子宮全摘出術が選択されることもありますが、筋腫だけ取る手術（筋腫核出術）のほか、ホルモン療法なども選択できます。子宮全摘出術の場合、妊娠ができなくなるため、しっかりとした説明と本人の理解、同意が必要です。

(2) 2

解説 エストロゲンの作用により子宮内膜組織が子宮内膜以外の場所で増殖することで起こるのが子宮内膜症です。

(3) 3

解説 卵巣がんは幅広い年齢層でみられますが、最も多いのは40歳代後半から50歳代です。ヒトパピローマウイルス（HPV）の感染が関与するのは子宮頸がんです。排卵の回数が多いほど卵巣がんを発症しやすいため、経産婦に比べ、未産婦の方が発症リスクは高くなります。病気の進行や本人の希望（卵巣を温存したいかなど）により治療方法は異なりますが、卵巣の摘出のほか、放射線療法、化学療法などがあります。ホルモン療法は効果が認められません。

(4) 2

解説 乳がんは、日本人女性のおよそ12人に1人の発症リスクがあるとされる、女性にとって非常に頻度の高いがんです。更年期前後の40～60歳で多くみられますが、20歳代で起きたり、70歳代でも多く発症するなど、幅広くみられます。**遺伝のほか、脂肪分の多い食生活や喫煙、飲酒、肥満といった生活習慣に起因する要因が発症リスクとなります。若いうちからの定期的な検診とセルフチェックが重要です。**

第6回　女性のライフステージと看護③　更年期

1

(1) ×

解説 閉経前の5年間と閉経後の5年間とをあわせた**10年間を更年期**とよびます。

(2) ○

解説 エストロゲンには、**破骨細胞による骨吸収を抑制する作用**があります。卵巣機能が低下し、エストロゲンの分泌が減少することで、骨吸収が進み、骨量が減少します。そのため、**男性に比べ女性で骨粗しょう症のリスクが高く**なります。

(3) ○

解説 卵巣機能が低下し、消失する閉経が起こる前後では、**月経周期の異常や出血の異常など、月経不順**がみられます。

(4) ○

解説 閉経移行期に入ると、**卵巣機能の低下によりエストロゲンの分泌が低下**しますが、一方でその分泌を促そうと**下垂体からの性腺刺激ホルモン（黄体化ホルモンと卵胞刺激ホルモン）**の分泌は亢進します。しかし卵巣の機能が低下しているためエストロゲンの分泌は促されず、さらなる性腺刺激ホルモンの分泌増加を引き起こします。このホルモンバランスの破綻(はたん)が更年期症状を引き起こします。

(5) ×

解説 閉経によりエストロゲン分泌が消失すると視床下部からゴナドトロピン放出ホルモンが放出され、その刺激により**下垂体は卵胞刺激ホルモンの分泌を増やします**。

(6) ×

解説 更年期にみられる身体的・情緒的不調を総称して**更年期症状**といい、のぼせや発汗、血管運動神経障害による高血圧などの自律神経症状や、うつ、情緒不安定、イラつきなどの精神神経症状があります。そしてこれらの症状が**日常生活に影響するほど強く現れた場合を更年期障害**といいます。閉経に移行する時期から徐々に現れ、**閉経後もしばらく継続**します。

(7) ×

解説 骨粗しょう症は、加齢や閉経によって生理的に起こる**原発性骨粗しょう症**と、疾患や薬など何らかの影響により二次的に起こる**続発性骨粗しょう症**に分けられます。

(8) ○

解説 **更年期症状の精神神経症状としてうつや情緒不安定**があります。それが重症化してうつ病になりやすくなります。更年期にある女性のうつ病発症は、ホルモンバランスの乱れに加え、心理・社会的なストレスも大きく影響します。

(9) ○

解説 **更年期障害の患者が訴える症状の多くは不定愁訴(ふていしゅうそ)**、すなわち、はっきりとした原因や疾患が認められないにも関わらず患者が訴える不調であるため、**他覚的な所見と一致しない**ことも多くあります。

(10) ×

解説 更年期に起こるうつ病でも、**治療方法は通常のうつ病と同じ**で、十分な休養や心理療法のほか、抗うつ薬による薬物療法も行われます。

2

(1) 2

解説 **卵巣機能の消失による永久的な月経の停止**が閉経であり、**生殖機能は失われます**。わが国では、多くは**50歳前後**に閉経を迎えますが、**性生活ができなくなることはありません**。ただし性欲の減退や性交痛などの症状がみられることはあります。

(2) 1

解説 エストロゲンは、**脂質代謝や糖代謝、血圧の調節などにも関与**します。更年期のエストロゲン分泌の減少により、**内臓脂肪は蓄積しやすく**なり、LDLコレステロール（いわゆる悪玉コレステロール）やトリグリセリドの血中濃度は上昇します。一方でHDLコレステロール（いわゆる善玉コレステロール）は低下します。そのため閉経後の女性では、**脂質異常症の発症が多く**なります。

（3）３

解説　空の巣症候群とは、子どもの自立により、母親としての役割を見失い孤独感や疎外感、寂しさなどが現れる一過性の抑うつ状態をいいます。更年期の女性に多くみられる症状です。

（4）３

解説　更年期のうつ病においても大事なのは、休養です。更年期症状は誰でも起こりうるものであり、まずはゆっくりと休んでもらうことが大切です。一方的に励ましたり、焦らせるような発言は適切とはいえません。

第７回　女性のライフステージと看護④　老年期

（1）×

解説　65歳以上の高齢者の割合は、女性の方が多いのが現状です。

（2）○

解説　高齢者人口の割合に比例し、１人暮らしの高齢者も女性の方が多くなっています。男性よりも長生きの女性が夫と死別し、１人暮らしになることも多いです。

（3）×

解説　老年期では、老化により卵巣が萎縮します。

（4）○

解説　エストロゲンの減少は、骨量低下や女性生殖器の老化、皮膚の老化などに影響します。皮膚の老化により、しわやたるみ、乾燥、しみなどが目立つようになります。また皮膚の付属器である毛髪の成長にも影響し、脱毛や白髪などもみられるようになります。

（5）×

解説　性生活が直接的に健康に悪影響を及ぼすことはありません。更年期や老年期における生殖器の変化や老化は、性欲の変化などに影響しますが、性行為だけが性生活というわけではなく、パートナーとの触れ合いの中で、自分らしさ、女性らしさを確認することが大切です。

（6）○

解説　アルツハイマー病の発症は、男性と比較して女性に多いことが知られています。とくに75歳以上の後期高齢者の女性に好発します。はっきりとした原因はわかりませんが、男性よりも長命であること、エストロゲンの減少などが考えられます。

（7）×

解説　脳血管型認知症の発症頻度は、一般的に女性よりも男性で高くなっています。

（8）○

解説　老人性膣炎（萎縮性膣炎）は、エストロゲンの分泌低下により膣分泌が減少し、膣の潤いがなくなり、膣の組織が乾燥、萎縮し、雑菌が繁殖するために起こる炎症です。 治療として、エストロゲンの補充が行われます。

（9）○

解説　老人性（萎縮性）膣炎と同様に、エストロゲンの分泌低下は外陰部（大陰唇や小陰唇）の萎縮を引き起こし、炎症が起こりやすくなります。外陰炎では、外陰部の掻痒感や、黄色または褐色で出血性の帯下がみられます。

（10）×

解説　子宮の縮小や骨盤底筋群の脆弱化などにより、子宮が膣に下垂したり膣外へ出てしまうのが子宮下垂、子宮脱です。ペッサリーの挿入による保存的療法も行われますが、QOLの観点からも、高齢女性では手術療法が行われることが多いです。

2

（1）１

解説　膣に常在するデーデルライン桿菌は、膣内のグリコーゲンを栄養として乳酸を生み出し、膣内を酸性に保って細菌の繁殖を防いでいます（膣の自浄作用）。老年期ではこの自浄作用が低下し、膣内環境はアルカリ性に傾き、感染が起こりやすくなります。

（2）１

解説　喫煙や飲酒などの生活習慣の影響もあり、一般的に男性に比べ女性の方が心筋梗塞の発症頻度は低いとされます。しかし平均的に男性よりも長命な女性では、発症年齢が男性よりも高く、重症化しやすく、さらに予後も悪い、という傾向があります。

（3）２

解説　外陰炎のおもな原因は、エストロゲンの減少です。

（4） 3

解説 老人性膣炎では、黄色や褐色の、膿のような帯下が特徴です。膣分泌物の低下により膣の潤いがなくなり、掻痒感や性交痛、自浄作用の低下などがみられます。

第8回 母性看護学と倫理① 出生前診断

（1） ×

解説 着床前診断は受精卵が子宮に**着床して妊娠が成立する前**に、受精卵の染色体や遺伝子に異常がないかを診断する方法で、**妊娠前に行ないます**。妊娠してから行われる**出生前診断**は、出産前の胎児の病気や奇形の有無を診断することをいいます。

（2） ○

解説 出生前診断は、超音波検査や羊水採取、胎盤の絨毛採取などによって行われます。確定的検査にあたる羊水検査や絨毛検査は、**母体のお腹に穿刺**したりする必要があるため、**母体にも胎児にも少なからずリスク**があります。

（3） ×

解説 出生前診断を受けるかどうかは、**母親やパートナーの意思決定**にゆだねられます。**命の選別につながる倫理的な問題**でもあるため、重い決断をしなければならない本人や家族に対して、看護者としてあらゆる支援が必要です。

（4） ×

解説 障害の有無に関わらず第二子以降を望むかどうかは**本人の意思が最優先**となります。看護者自身の価値観に基づいて勧めるかどうかではなく、本人の**意思決定の手助け**ができるような情報を提供したり、話を聴くことが重要になります。

（5） ○

解説 羊水検査は羊水量の少ない妊娠初期では**流産のリスクがより高くなる**ため、通常は**妊娠14週以降**に行われます。

（6） ×

解説 胎児血は**臍帯に穿刺して採取**します。そのため臍帯の血管に穿刺ができる**妊娠20週頃から**行われます。

（7） ×

解説 **新型出生前診断**ともよばれる**無侵襲的出生前遺伝学的検査**（NIPT）を受けるには、いくつかの条件があります。その一つが**高齢妊娠（35歳以上）**であることです。そのほか、母体血清マーカー検査や胎児超音波検査で胎児に**染色体疾患の可能性**が示唆された者、**染色体疾患をもつ児を妊娠または出産**したことのある者、両親のいずれかが均衡型ロバートソン転座を有していて、胎児が21トリソミー（**ダウン症候群**）または13トリソミーである可能性が示唆される者、という条件があります。

（8） ×

解説 無侵襲的出生前遺伝学的検査（NIPT）は妊婦の血液を採取して診断する方法です。**無侵襲的とよばれるように、検査による流産や死産のリスクはありません**。また、従来の非確定的検査と比べ**精度が高い**、**妊娠周期の早い時期（妊娠10週以降）から検査が可能**である、といった特徴があります。**確定診断ではない**ため、陽性または判定保留が続いた場合、検査結果を確定させるには、羊水検査または絨毛検査を受ける必要があります。

（9） ×

解説 障害や疾患をもっている児を産むかどうかは、非常に重大な決断となります。そのため、遺伝カウンセリングは**検査前に当然必要**であり、さらに意思決定をし、産む、あるいは産まないという**選択をした後にも必要**となります。

（10） ○

解説 **母体保護法**によれば、わが国では**妊娠22週以降の胎児には生存権が認められます**。ただし22週未満であっても母体の中でしっかりと生きている存在であるということを忘れてはなりません。

2

（1） 4

解説 出生前診断の適応となるのは、**両親のどちらかが染色体異常の保因者である場合**です。

（2） 2

解説 人工妊娠中絶が法的に認められるのは、妊娠の継続や分娩が**身体的または経済的理由で母体の健康を害する可能性があるなどの場合**に限られます。しかしながら出生前診断で異常が見つかった場合、**多くの親が中絶を選択しているのが現実**です。出生前診断の前後には遺伝相談（遺伝カウンセリング）の実施が重要です。診断結果は、たとえ重い結果であっても正確に伝える必要があります。

（3）1

解説 わが国では、無侵襲的出生前遺伝学的検査（NIPT）は13番、18番、21番染色体が検査対象であり、性染色体は対象ではありません。

（4）4

解説 確定診断に用いられる羊水検査ですが、羊水に含まれる胎児の細胞の培養が必要であり、検査結果が出るまでは２週間ほどは必要です。

第９回　母性看護学と倫理②　生殖補助医療

（1）○

解説 人工授精や体外受精など、高度な生殖補助医療を受けたとしても必ず妊娠できるわけではなく、確率としても決して高いわけではありません。また女性の年齢が上がるほど妊娠の確率は下がります。

（2）×

解説 近年では生殖補助医療による妊娠は増加傾向にあります。

（3）○

解説 現在は、体外受精は公的保険の適用外ですが、特定不妊治療助成制度の対象となっており、治療に要する費用の一部に助成金が支給されます。また少子化対策の一環として、保険適用の議論も進んでいます。

（4）×

解説 体外受精による妊娠率は、母体の年齢等によっても異なりますが、10～20％ほどといわれます。

（5）○

解説 体外で人為的に受精させ、発育した胚を直接子宮に移植する治療法が体外受精です。

（6）×

解説 人工授精は、採取した精液を人為的に子宮内に注入し、卵子との受精を試みる治療法で、体外で受精させる体外受精とは異なります。

（7）○

解説 人工授精は、採取した精子を子宮内で受精させるため、排卵日に合わせて行います。

（8）×

解説 精子の数が少ない場合（乏精子症）や、精子の運動性が悪い場合（精子無力症）などにも有効なのが人工授精です。

（9）○

解説 自然妊娠と比較し、体外受精では多胎妊娠や卵巣過剰刺激症候群のリスクが高くなります。

（10）○

解説 採取した卵子の中に、同じく採取した精子１個を人為的に注入し、受精させるのが顕微授精です。精巣内から精子を採取して使用することもできるため、男性不妊の治療にも有効です。

2

（1）3

解説 不妊治療のひとつですが、排卵誘発などの一般不妊治療と異なり、卵子や胚の操作を必要とする生殖技術により行われるのが生殖補助医療（Assisted Reproductive Technology ＝ ART）です。

（2）4

解説 生殖補助医療には、人工授精、体外受精、顕微授精などがあります。

（3）1

解説 生殖補助医療については、現在では公的保険の適用外ですが、公的な助成制度があり、さらに保険適用についての議論も行われています。

（4）3

解説 先天的に子宮や膣の一部、あるいは全てが欠損している先天性疾患をロキタンスキー症候群といいます。初経が来ないことで検査を受けてからわかることもあります。わが国では、4,500人に１人程度の割合でみられるとされます。人工授精や体外受精もできないため、子どもを望む場合には、わが国では認められていませんが代理懐胎（だいりかいたい）や子宮移植などが選択肢となります。

第10回　不妊症・不育症と原因

(1) ×

解説　受精して妊娠が成立する確率は、正常な場合でも30%ほどとされます。

(2) ○

解説　精子の数や質（運動性）は、妊娠の成立に影響します。すなわち、**不妊原因の男性側の因子**でもあります。

(3) ×

解説　不妊症の頻度は時代、あるいや国や地域によっても異なりますが、一般的に**10組に1組程度**の割合といわれます。最近では、晩婚化などの影響によりさらに増加傾向であると考えられます。

(4) ○

解説　従来は2年間の不妊期間で不妊症とされていましたが、いまは**1年間以上不妊期間が続く場合を不妊症**と定義しています。

(5) ×

解説　不妊は大きく、女性に原因がある**女性不妊**と男性が原因の**男性不妊**に分けられます。女性不妊のうち、一度も妊娠しない場合を**原発性不妊**、妊娠経験があるのにもかかわらずその後妊娠しない場合を**続発性不妊**といいます。

(6) ×

解説　単純ヘルペスウイルスの感染によって生じる**性感染症**が**性器ヘルペス**です。陰部の不快感や疼痛、発熱などが現れ、ときに**流産**や**母子感染**による**新生児ヘルペス**も起こることがありますが、**不妊の原因とはなりません**。

(7) ×

解説　不妊の原因はさまざまですが、WHOが不妊の原因を男女別に示した統計では、41%が女性側のみ、24%が男性側のみ、24%が女性男性ともにあり、11%が原因不明という結果があります。**女性だけでなく男性側に原因がある場合も多くみられます**。

(8) ○

解説　**高齢になるにつれて卵巣の機能や卵子の質も低下**します。そのため不妊症の治療の成功率も低下すると考えられます。

(9) ×

解説　受精し、妊娠が成立しても、**流産**や**死産**を**繰り返す状態を不育症**といいます。

(10) ○

解説　妊娠の成立後、自然流産を**3回以上繰り返す場合を習慣流産**とします。

2

(1) 2

解説　**重複子宮**は子宮奇形のひとつで、子宮や膣が2つある状態をいいます。**流産**や**早産のリスク**はありますが、**妊娠は可能**で、不妊の絶対的な原因とはされません。

(2) 4

解説　細菌感染により骨盤内の臓器と臓器を覆う腹膜に炎症が起こる疾患が**骨盤腹膜炎**で、**不妊の原因**となります。炎症は子宮頸管から子宮内膜や卵管、そして骨盤内の腹膜に広がります。大腸菌などの細菌のほか、性感染症の原因となるクラミジアや淋菌などにより起こることもあります。

(3) 2

解説　男性不妊の原因としては、精子の数や質のほか、**精子の通り道に障害**がある場合や**射精機能**に障害がある場合、**性交障害**（**勃起不全**など）などがあります。

(4) 1

解説　不育症は、**出産経験がある女性でも起こります**。

My Note

第11回　不妊症・不育症の検査と治療

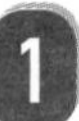

（1）○

解説　排卵期には頸管粘液の分泌量が増えます。粘稠度（ねばりけ）が低下する一方で、透明性と牽糸性（伸びやすさ）は増し、精子を迎え入れる準備を整えます。頸管粘液検査を行うことで、頸管粘液の分泌量や性状を調べ、排卵日を推定します。

（2）×

解説　子宮卵管造影検査は、造影剤を子宮内に注入し、子宮の状態と卵管の通過性を調べる検査です。原則的に、妊娠の可能性がない低温期、すなわち月経が終了する頃から排卵前までに実施します。子宮にカテーテルを入れたり、卵管に造影剤を注入するため、多少痛みを生じる場合があります。

（3）×

解説　骨盤計測は経腟分娩が可能かどうかを調べるために行います。

（4）○

解説　不妊症の検査や治療については、女性の方が身体的にも精神的にも負担が大きくなり、ストレスを受けやすくなります。パートナーの理解や協力がとても重要といえます。

（5）×

解説　精子を十分につくることができないのが造精機能障害です。その場合の治療方法のひとつとして、人工授精が検討されます。

（6）○

解説　手術用ルーペや手術用顕微鏡を用いて微細な手術を行う技術をマイクロサージャリーといいます。細い血管や神経の剥離、縫合に有効であり、卵管の疎通手術にも行われる手技です。

（7）×

解説　hCG製剤は排卵を誘発します。排卵因子の治療法として、女性に行われます。

（8）×

解説　男性因子には、精子がない、運動性が悪い、精管閉塞、勃起不全などが考えられます。排卵のタイミングを計り性交を行う性交日指導は有効とはいえません。

（9）○

解説　下垂体を刺激し、LH（黄体形成ホルモン）とFSH（卵胞刺激ホルモン）の分泌を促すことにより、排卵を誘発するのに用いられるのがクロミフェン療法です。

（10）○

解説　自然妊娠に比べ、不妊治療を受けて妊娠した場合、喜びと同時に人工的に妊娠したといううしろめたさを感じる女性も多くみられます。また流産などの不安も感じやすく、それらが母親役割獲得を遅らせる傾向があります。

2

（1）3

解説　超音波により卵胞の発育状態を確認するのが超音波卵胞計測です。排卵時期を確実に把握できるため、不妊症検査には必須の項目です。

（2）4

解説　ヒューナーテストとは、排卵期に性交を行い、性交後10時間以内に、子宮頸管の粘液を採取して頸管粘液中の運動精子の状態を調べる検査です。頸管粘液の分泌量や状態、精子の運動性などみて精子が子宮まで到達できているかを確かめるために行われる検査で、排卵因子の検査ではありません。

（3）1

解説　不妊治療にはパートナーの協力も不可欠です。不妊であることを知られたくないと考える人がほとんどであり、プライバシーへの配慮はとても重要ですが、パートナーとは話し合い、今後の治療方針などを決めていかなければなりません。パートナーと相談して進めていくことが望ましいといえます。

（4）4

解説　不妊治療を受けても必ず妊娠できるとは限りません。安易な声がけは避けるべきでしょう。また子どもを持つ意義は、夫婦によって異なります。本人の意思を尊重し、配慮すべきです。性生活は生殖だけが目的ではありません。治療によっては禁欲などが必要な場合もありますが、とくに中断することはありません。

第12回　避妊と人工妊娠中絶

1

(1) ○

解説 子宮内避妊器具（IUD）は、避妊目的で子宮内に装着して使用します。一度装着することで長期（数年）にわたり避妊が可能です。母乳に影響を及ぼさないうえ、装着も比較的容易で避妊効果も高い方法ですが、副作用として不正出血や腹痛、異所性妊娠などが起こることもあります。

(2) ×

解説 精子が腟内や子宮内に侵入するのを防ぐ避妊法がバリア法です。コンドームやペッサリー、子宮頸管キャップ、殺精子剤などがあり、どれもタイミングを問わずいつでも使用することができます。コンドームには男性用に加え女性用もあります。

(3) ×

解説 個人差もあり、母乳栄養をしているかどうかによっても異なりますが、早ければ産後２～３ヶ月頃から月経が再開することもあります。無月経でも排卵することがあるため、妊娠を望まないのであれば、月経の有無に関わらず避妊を行います。

(4) ○

解説 永久的に妊娠できなくするのが不妊法で、母体保護法でも認められています。卵管の全摘や切除、結紮（けっさつ）（しばって通り道を塞ぐこと）などの手術を行います。男性の場合には精管を切除することで精子の通り道を遮断します。女性の場合、帝王切開の術中に行うこともできます。

(5) ○

解説 低用量経口避妊薬（低用量ピル）は、ホルモンの作用により排卵を抑制する医薬品で、正しく服用すれば非常に高い避妊効果が得られます。低用量ピルを使用する場合には、月経の初日あるいはその数日後までに21日間服用し、その後７日間休薬して使用します（休薬せず継続して服用するものもあります）。休薬期間中は通常の生理と同様に排卵が終わっている時期となります。

(6) ×

解説 低用量ピルは排卵を抑制して避妊効果を発揮します。性感染症予防には効果はありません。性感染症予防に効果があるのはコンドームです。

(7) ×

解説 リズム法とは、女性の月経周期に起こる身体の変化に基づき、妊娠しやすい時期や妊娠しにくい時期を予測する避妊方法で、基礎体温法などがあります。副作用はありませんが、確実な避妊方法とはいえず、とくに月経不順や周期が安定していない女性には適しません。

(8) ○

解説 受胎調節実地指導員の資格は、厚生労働大臣が定める基準により都道府県知事が認定した講習を修了することで取得できます。対象は保健師、助産師、看護師のいずれかの資格を有する者です。母体保護法に基づいており、医師以外が受胎調節の実地指導を行う場合に必要な資格です。

(9) ×

解説 人工妊娠中絶は、母体保護法により、妊娠の継続や分娩が身体的理由あるいは経済的理由により母体の健康を著しく害する恐れがある場合と、暴行もしくは強迫によって姦淫（かんいん）され妊娠した場合に限られて認められ、指定医師により行われます。このように母体保護法には、胎児の異常による中絶を認める明確な根拠はありません。ただ実際には、出生前診断により異常が見つかった場合には、中絶を選択するケースが多く、母体の健康の保護という理由により、胎児の異常や望まない妊娠においても人工妊娠中絶が認められているのが現状です。

(10) ○

解説 強制性交による妊娠は、人工妊娠中絶の対象となります。

2

(1) 4

解説 コンドーム法による避妊効果は90％未満で、10％以上で避妊の失敗がみられます。正しい装着方法や脱着のタイミングによって避妊効果も大きく変わります。

(2) 4

解説 飲み忘れた場合には服用を中断するのではなく、忘れた分をすぐに服用し、さらにその日の分も普段通りに服用します。２回以上忘れてしまった場合には妊娠の可能性も出てくるため、他の避妊法を行いながら元のサイクルに戻します。経口避妊薬では、静脈血栓症や塞栓症のリスクが高まりますが、低用量化したことにより、その発症リスクは低くなっています。

（3） 2

解説　母子健康手帳の交付は母体保護法ではなく母子保健法により規定されます。

（4） 3

解説　人工妊娠中絶については、実施は妊娠22週未満に限定され、基本的には健康保険の適用を受けることはできません。服薬による中絶は大量出血のリスクもあるため、わが国では認められていません。しかし、個人的に海外から輸入した中絶薬を使用して大量出血する、などの健康被害も報告されています。そのため、医師の管理の下で使用できるよう、わが国でも治験が行われ、中絶薬の服用による妊娠中絶が承認される見通しです（2021年5月時点）。ちなみに、海外では中絶薬は広く使用され、WHOも安全で効果的な方法として推奨しています。

第13回　女性生殖器の構造と機能①

（1） ×

解説　バルトリン腺（大前庭腺）からは、アルカリ性の粘液が分泌されます。粘液は、精子を保護したり、性交の際の摩擦を軽減するはたらきがあります。

（2） ×

解説　モントゴメリー腺は乳輪腺ともよばれ、乳輪にみられる結節状の隆起をいいます。乳首と乳輪を保護する皮脂を分泌するはたらきがあります。

（3） ○

解説　子宮壁は、粘膜である子宮内膜と子宮筋層、そして漿膜である子宮外膜の３層構造です。

（4） ×

解説　子宮のうち、広くなった部分（子宮体）の上端を子宮底といいます。

（5） ×

解説　卵管が子宮に開口する部分は、子宮卵管角といいます。内子宮口は、子宮体部の細くなった部分（子宮峡部）と子宮頸管の境界部分をいいます。また子宮頸部の先端は外子宮口とよばれます。

（6） ○

解説　成人女性において、膣は７～８cmの長さで、内壁は粘膜に覆われます。

（7） ×

解説　子宮頸管粘液は、排卵期が近づくとエストロゲンの作用により分泌が増加します。分泌量の増加に伴い、粘稠度（ねばりけ）が減少し、牽糸性（伸びやすさ）が増すため、精子が子宮腔内に進入しやすくなります。

（8） ○

解説　排卵された卵子は、卵管をなす線毛細胞の線毛運動と、卵管の収縮運動によって子宮へ移送されます。

（9） ×

解説　直接的には接続していません。卵巣から排卵された卵子は、卵管の卵巣側の先端である卵管采で受け止められ、卵管に入ります。

（10） ○

解説　胎生初期の性腺が未分化な時期には、ウォルフ管とミュラー管は男女ともにみられます。発育に伴い男性ではウォルフ管が精管や精嚢となりミュラー管が退化し、反対に女性ではミュラー管が卵管や子宮、膣を形成し、ウォルフ管が退化します。

2

（1） 1

解説　外性器（外陰部または外生殖器）には、大陰唇や小陰唇、恥丘、陰核、膣前庭、会陰などがあり、これらを総称して外陰といいます。

（2） 3

解説　バルトリン腺は大前庭腺ともよばれ、膣口の両側に開口し、性交時の潤滑剤ともなるアルカリ性の粘液を分泌します。男性には同じような機能をもつ器官として尿道球腺（カウパー腺）があります。

（3） 3

解説　卵巣の大きさは、成人女性で梅の実（2.5～4cm）ほどです。

（4） 2

解説　卵管は、子宮底の両端から左右に出る長さ７～10cmほどの管で、子宮に近い部分ほど細くなっています。卵巣に近い部分は卵管采とよばれ、排卵された卵子を受け取ります。通常、受精は卵管膨大部で起こります。卵管壁は卵管内膜、筋層、卵管外膜の３層構造です。

第14回　女性生殖器の構造と機能②

(1) ×

解説 一般的な場合、初経から閉経までに400～500回ほどの排卵が起こります。

(2) ○

解説 月経開始日からつぎの月経が開始するまでを月経周期といいます。

(3) ×

解説 原始生殖細胞から分化するのが卵原細胞で、体細胞分裂で増殖し、妊娠20週頃には500～700万個にまでなります。卵原細胞が一次卵母細胞となり原始卵胞を形成しますが、一次卵母細胞にならなかった卵原細胞は死ぬため、卵母細胞は出生時には100～200万個ほどになります。

(4) ×

解説 卵母細胞は出生後、加齢とともに減少を続けます。思春期には20～30万個ほどになるとされ、さらに年齢とともに減少して、やがて閉経を迎えゼロになります。

(5) ×

解説 卵子を排出するのはグラーフ卵胞（成熟卵胞）です。

(6) ×

解説 原始卵胞が一次卵胞、二次卵胞と発育し、グラーフ卵胞（成熟卵胞）となります。

(7) ×

解説 下垂体前葉からの黄体形成ホルモン（黄体化ホルモン：LH）の分泌が増えることで排卵が起こります。黄体形成ホルモンには、その名の通り、排卵後の卵胞を黄体に変化させる作用もあります。

(8) ○

解説 卵胞を構成する細胞が排卵後に形成するのが黄体です。黄体はエストロゲンに加え、大量のプロゲステロンを分泌します。

(9) ×

解説 受精が起こらないと黄体は退縮し、白体となります。

(10) ○

解説 子宮内膜の分泌期は、排卵を契機に始まる卵巣の黄体期と重なります。

2

(1) 3

解説 下垂体前葉で分泌される黄体形成ホルモンは、排卵を促す作用と卵胞を黄体に変える作用をもちます。

(2) 4

解説 月経期は5日ほど続きます。エストロゲン分泌は月経期には少なく、増殖期に増加します。子宮内膜が急激に増殖するのは増殖期です。

(3) 1

解説 浮腫は、月経随伴症状の異常である月経前症候群の症状としてみられます。月経前症候群の症状としては、浮腫や体重の増加のほか、怒りっぽくなったりうつ状態になるなどの精神症状、頭痛やめまいなどの神経症状、さらには乳房の痛みや緊満感などがありますが、月経の開始後には消失します。

(4) 1

解説 体温が上昇するのは黄体期です。卵巣が黄体期に入るとプロゲステロンの分泌が増加し、その作用で高温期となります。

第15回　妊娠の成立と胎児の成長

(1) ×

解説 卵管膨大部で受精が起こり生まれた受精卵は、細胞分裂を繰り返して2細胞期、4細胞期、8細胞期、桑実胚（そうじつはい）と発育しながら、卵管を子宮方向に進みます。

(2) ○

解説 卵子の受精能は排卵後およそ24時間、精子の受精能は射精後およそ24～48時間とされます。

(3) ○

解説 卵割を繰り返しながら卵管を子宮方向に進む受精卵は、胚盤胞（はいばんほう）（胞胚（ほうはい））とよばれる状態になり子宮壁に付着（着床）します。

(4) ×

解説 受精卵は卵割を繰り返して細胞数を増やしていきますが、その際、個々の細胞の大きさは小さくなるため、着床まで受精卵の大きさ（0.2mmほど）は変化しません。

(5) ×

解説 通常、受精後８週未満（妊娠10週未満）を胎芽、受精後８週以降（妊娠10週以降）を胎児とよびます。

(6) ×

解説 ドプラ法（超音波ドップラー法）で心音が確認できるのは、早くて妊娠９週以降で、妊娠12週ではほぼすべての胎児で聴取できます。

(7) ○

解説 羊水の量は妊娠７ヶ月頃に最大（およそ700ml）になります。分娩する時期には500mlほどになります。

(8) ○

解説 胎児は、妊娠９週頃には２頭身ですが、16週頃までに３頭身に成長します。さらに分娩を迎える頃には４頭身となります。

(9) ×

解説 胎児の胎位が固定されるのは、一般的に36週頃の妊娠後期です。

(10) ×

解説 受精後２週以降、８週までは胎児のさまざまな器官が形成される時期であり、この時期は催奇形性物質の影響を最も受けやすい時期です。

2

(1) 2

解説 卵管采で受け止められた卵子が卵管膨大部で精子と出会い、受精が起こります。

(2) 4

解説 妊娠後期では、胎盤の重さは500gほどになります。

(3) 1

解説 肺表面活性物質の分泌が起こるのは、妊娠32週頃です。呼吸様運動やまばたきがみられるようになるのは妊娠24週頃、尿の産生は妊娠９～12週頃には始まります。

(4) 2

解説 ビタミンAを妊娠初期に過剰摂取すると、胎児の奇形を引き起こすとされています。

第16回　妊娠と母体の変化

(1) ×

解説 妊娠により、腹壁などに生じるひびのような線を妊娠線といいます。これは子宮の増大に伴い腹壁の皮膚が伸展し、皮膚の弾性線維が切れることで生じます。暗赤色の色合いは分娩後に白っぽくなりますが、一度できると消失しません。

(2) ○

解説 妊娠８週頃の乳房の変化としては、乳頭と乳輪の着色や乳房腫大の開始などがあります。また乳輪内の皮脂腺が肥大したモントゴメリー腺もみられるようになります。モントゴメリー腺から分泌される皮脂は、乳首や乳輪を保護するはたらきがあります。

(3) ×

解説 糸球体濾過量は妊娠初期から増加し、分娩まで高値を維持します。

(4) ○

解説 妊娠による循環血漿量の増加に伴い血液が希釈されるため、アルブミンなど血清中のタンパク質の比率は低下します。

(5) ○

解説 妊娠時は、胎盤から分泌される血糖を上昇させるホルモンの作用により、インスリンの作用が抑制されます。血糖値を正常に保つためにインスリンの分泌も増加しますが、インスリン抵抗性の亢進の作用が上回ることで、妊娠中の糖尿病を引き起こすことになります。

(6) ×

解説 多くの場合、妊娠による血小板数の変化はみられません。妊娠により循環血漿量が増加して血液が希釈されるため、ヘモグロビン値やヘマトクリット値、アルブミン値などは低下します。

(7) ○

解説 妊娠時は、胎児の成長に伴い横隔膜が圧迫されるようになると、腹式呼吸から胸式呼吸に傾くような変化がみられます。

(8) ○

解説 妊娠により分泌が増加するプロゲステロンには、**消化管の平滑筋を弛緩させる作用**があります。そのため、消化管の蠕動(ぜんどう)運動が低下し、便秘を引き起こしやすくなります。

(9) ×

解説 浮腫は**妊娠後期に多くみられる**症状です。循環血液量や心拍出量の増加に加え、子宮の増大に伴う下大静脈の圧迫などにより、浮腫（とくに下肢）が生じやすくなります。

(10) ×

解説 妊婦の体格などによって個人差はありますが、全妊娠期間を通じての体重増加は10～13kg程度（BMI18.5以上25未満の場合）とされています。従来は7～12kg程度の体重増加の目安が示されていましたが、**近年の低出生体重児の増加を考慮**し、日本産婦人科学会により、**今までより3kgほど増やした目安**が示されました。

2

(1) 2

解説 妊娠後期では、子宮の重さは1kgほどになります。また子宮への細菌の侵入を防ぐために、子宮頸管腺からの**粘液産生は増加**します。妊娠に伴い増加するエストロゲンにより、子宮や腟壁の血管では、怒張やうっ血が生じます。そのため、子宮頸部や腟の組織は**軟化**し、色調の変化（**暗紫色**(あんししょく)）がみられるようになります。これを**リビド着色**といいます。

(2) 1

解説 大きな変化はありませんが、妊娠末期では呼吸数は**やや増加**します。

(3) 2

解説 妊娠時は、下垂体からの**副腎皮質刺激ホルモンの分泌が増加**するため、結果的に副腎皮質からの**アルドステロンやコルチゾールの分泌も増えます**。これは妊娠、分娩に伴うストレスに備えるためと考えられます。

(4) 4

解説 妊娠により循環血漿量が増えることなどにより、**腎血流量や糸球体濾過量が増加**します。そのため、血清クレアチニン値や尿素窒素の値は**低下**します。コレステロールや白血球数は妊娠により**増加**を示します。

第17回　妊娠の判定と妊婦健康診査

1

(1) ○

解説 妊娠していなければ月経前に帯下は減りますが、妊娠している場合には、**帯下の量は減らず、増加がみられます**。ただし悪臭や掻痒感(そうようかん)、腹痛などがみられる場合には、**感染症も疑われます**。

(2) ×

解説 高温相の持続も月経の停止も**妊娠の兆候**ではありますが、**確定診断とはなりません**。超音波検査による**胎嚢**(たいのう)**や心拍動の確認などにより妊娠が確定**します。

(3) ○

解説 尿中に排泄されるhCGによる妊娠判定が陽性の場合、妊娠の可能性を示しますが**確定診断とはなりません**。糖尿病や膀胱炎などの疾患により、尿中にタンパクや血液が多く含まれた場合や、卵巣がん、子宮頸癌といった**hCGの分泌が増える疾患の場合にも陽性**となる可能性があります。

(4) ×

解説 正常な場合には、**妊娠5週**には超音波検査により**胎嚢**が確認できます。

(5) ○

解説 超音波ドップラー法による胎児心音の聴取は、**早ければ妊娠9週**から可能です。正常な場合、妊娠12週ではほぼ100％聴取可能です。

(6) ○

解説 **妊娠6週頃には胎児の心拍動を確認**できますが、妊娠7週までに確認できない場合には、流産を疑います。

(7) ○

解説　最終月経の初日から起算して 280 日目が分娩予定日とされます。

(8) ○

解説　妊娠の届出は、母子保健法の第 15 条に定められています。妊娠が確定し、届出をすることで、母子健康手帳や妊婦健康診査受診券などが交付されます。

(9) ×

解説　妊婦健康診査は、母子保健法によって推奨されるものです。母子の健康維持、異常の早期発見を目的として行われます。

(10) ○

解説　妊婦健康診査は、医師もしくは助産師により行われます。

2

(1) 1

解説　hCG（ヒト絨毛性ゴナドトロピン）は、胎盤から分泌される性腺刺激ホルモンの一種です。黄体に作用して肥大させ、妊娠を維持するようにはたらきます。妊娠初期から尿中に排泄されるようになるため、妊娠の判定に用いられます。

(2) 2

解説　ネーゲレ概算法では、最終月経の初日に 7 日を加え、月から 3 を引く、あるいは 9 を加えて分娩予定日を算出します。最終月経が 4 月 20 日の場合、20 に 7 を加えて 27 日、4 から 3 を引いて 1 月となり、分娩予定日を 1 月 27 日とします。

(3) 2

解説　妊婦健康診査は妊娠が分かった時点で速やかに受診します。妊娠 23 週までは 4 週間に 1 回、妊娠 24 週から 35 週までは 2 週間に 1 回、そして妊娠 36 週以降は 1 週間に 1 回の受診が推奨されています。

(4) 1

解説　腹囲と子宮底長は、妊娠 16 週以降、健診の度に毎回測定します。

第18回　妊婦と胎児のアセスメント

(1) ○

解説　腹囲を測定する際は、臍部（へそ）の高さで行います。

(2) ×

解説　子宮底長は、恥骨結合上縁から子宮底の最上部までの距離で測ります。

(3) ×

解説　妊娠 12 週頃になれば、子宮の大きさは手のひらくらいの大きさになっています。妊娠 4 週頃ではすでに鶏卵大の大きさになっています。

(4) ○

解説　妊娠 24 週頃では、子宮の大きさは成人の頭部ほどになり、子宮底長は 20cm 前後です。子宮底の高さは臍部あたりにまで達しています。

(5) ×

解説　妊娠 40 週頃、すなわち分娩を迎える時期では、一般的な胎児の身長はおよそ 50cm になります。身長40cmほどになるのは、妊娠32週頃です。

(6) ×

解説　妊婦が胎動を自覚できるのは、妊娠 18 週から 20 週頃です。一般的に初産婦に比べ経産婦の方が早く感じることができます。

(7) ○

解説　胎位は胎児と子宮の縦軸の関係で表されます。胎児と子宮の縦軸同士が平行な状態を縦位といい、そのうち児頭が下にあるのが頭位、上にある（胎児の骨盤が下にある）のが骨盤位です。胎児と子宮の縦軸同士が交差している状態は横位です。また胎児の体勢は、児背または児頭と母体との関係によっても分類されます。これを胎向といいます。縦位において児背が、そして横位において児頭が母体の左側を向く場合を第 1 胎向といいます。反対に右側を向く場合を第 2 胎向といいます。したがって頭位第 1 胎向では、児背は母体の左側を向いています。

(8) ×

解説　胎児の大きさや位置を調べる方法がレオポルド触診法です。第 1 段法では、両手の小指側を妊婦の子宮底部にあて、子宮底の高さと形、そして胎児の位置を確認します。

(9) ○

解説　胎児の肺の成熟を示す肺サーファクタントは羊水中にも含まれます。そのため羊水検査は肺の成熟度の判定にも使われます。

(10) ×

解説 胎児の心拍数は、**毎分110〜160回**が正常値です。

2

(1) 1

解説 胎盤が完成するのは**妊娠16週頃**です。その頃の胎児の体重は**120g程度**です。20週頃では250〜400g程度、24週頃では600〜800g程度です。

(2) 2

解説 レオポルド触診法においては、第1段法で**子宮底の高さや形、胎児の位置**を、第2段法では**羊水量や胎向**を、第3段法では**胎児の下降部や可動性**を、そして第4段法では**胎児下降部の状態や骨盤腔との位置関係**を調べます。

(3) 4

解説 分娩時は、**ほとんどの胎児が縦位で、頭位**です。児頭が子宮底側を向くのは**骨盤位**です。反対に骨盤に収まるような状態が**頭位**です。

(4) 4

解説 胎動と心拍数の変動をグラフ化し、胎児の状態を確認する検査を**ノンストレステスト**といいます。子宮収縮などのストレスがない(陣痛が来る前)状態で分娩監視装置を使って行います。ノンストレステストは、**妊娠後期、32週以降**に行われます。**仰臥位低血圧症候群予防**のために、**半座位で実施**し、**40分ほどの経過観察**を行います。

第19回 妊婦の健康とアセスメント

1

(1) ○

解説 母体年齢が高いほど、**分娩に時間を要する**確率が高く、帝王切開分娩の**頻度は上がる**とされています。また、母体の年齢により、流産・早産や、妊娠高血圧症候群、前置胎盤などの**リスクも高く**なります。

(2) ○

解説 妊婦がやせの場合には、**低出生体重児の出生の頻度が高まります**。研究によれば、体重だけでなく生まれてくる**児の身長が成人後も低くなる**リスクが高まるとされ、妊娠期のダイエットや低栄養などには注意が必要です。また母体が低身長の場合も低出生体重児の出生に影響します。

(3) ○

解説 母体の肥満は、妊娠高血圧症候群や妊娠糖尿病などの**発症リスクを高めます**。

(4) ○

解説 日本産婦人科学会により、**近年の低出生体重児の増加を考慮**し、従来「妊産婦のための食生活指針」で示されていた**目安よりも多い体重増加の目安**が示されました。それによると、BMI18.5以上25未満で10〜13kgとされ、従来の7〜12kgよりも多い目安になっています。

(5) ×

解説 日本産婦人科学会により示された体重増加の目安として、BMI18.5未満のやせの場合には、妊娠中の体重増加は12〜15kgが推奨されます。そのほか、BMI18.5以上25未満で10〜13kg、25以上30未満で7〜10kg、30以上では**上限5kgを目安に個別の対応**になっています。

(6) ○

解説 妊娠により、膣の血流が増加し、色調が暗紫色に着色します。これを**リビド着色**といい、妊娠期の生理的変化です。

(7) ×

解説 受精卵が子宮に着床するとその部分が軟化し、膨らみ始めます。非妊娠時はほぼ左右対称であった**子宮の着床部位が膨隆することで、左右非対称**になります。この変化を**ピスカチェック徴候**(ちょうこう)といいます。この徴候は、**妊娠2〜3ヶ月頃に最も顕著**(けんちょ)にみられます。

(8) ○

解説 妊娠による皮膚の**掻痒感**(そうようかん)は生理的変化の一つです。皮膚が刺激に対して敏感になったり、妊娠線などの影響等があります。また妊娠による女性ホルモン分泌の変化により、**妊娠中の増毛**(毛深くなる)や、**妊娠後の脱毛**の増加などがみられることがあります。

(9) ○

解説 妊娠糖尿病により、**妊娠高血圧症候群の発症**や、**流産・早産**、**羊水過多**、**帝王切開率の上昇**など、母体のリスクが高まります。また胎児には**巨大児**や新生児低血糖などのリスクが高まります。そのため、尿糖や血糖の検査のほか、糖負荷試験により早急に妊娠糖尿病のスクリーニングを行います。診断された場合には適切な処置・ケアが必要となります。

(10) ×

解説 妊娠後期に仰臥位をとることで、増大した子宮が下大静脈を圧迫し、静脈還流が障害されて心拍出量が減少し、その結果血圧が低下して悪心や嘔吐、頻脈、顔面蒼白、呼吸困難などが現れることがあります。これが仰臥位低血圧症候群です。予防のためには左側臥位が適します。

2

(1) 4

解説 モントゴメリー腺は、乳輪の皮脂腺が妊娠により肥大したものです。

(2) 2

解説 胎児の発育状態とつわりに因果関係は認められません。

(3) 2

解説 つわりは多くの妊婦でみられますが、その症状が増悪し、栄養障害や脱水、電解質異常などを引き起こすようになると妊娠悪阻とよばれます。重篤な合併症としてビタミンB_1の欠乏から発症するウェルニッケ脳症があるため、その予防にビタミンB_1の補給が行われます。

(4) 3

解説 妊娠による循環血漿量の増加により、血液が希釈されてヘモグロビン値やヘマトクリット値は低下するため、妊婦には貧血が生じやすくなります。妊婦貧血の指標は、ヘモグロビン値11g/dL未満、ヘマトクリット値33％未満です。妊婦のおよそ20%にみられるとされています。

第20回　妊娠の異常と看護①

1

(1) ○

解説 妊婦と胎児のいずれか、あるいは双方に予後不良が予測される妊娠をハイリスク妊娠といいます。高年齢や若年齢、肥満、やせ、低身長、喫煙などはハイリスク妊娠の適用となります。また近親婚による妊娠は、胎児の常染色体異常を引き起こす危険性が高く、ハイリスク妊娠とされます。

(2) ×

解説 妊婦の低身長（145cm以下）は狭骨盤により経腟分娩ができないこともあるため、ハイリスク妊娠とされます。

(3) ○

解説 妊婦が高齢であるほど、流産や早産、胎児の染色体異常などの発生率は上昇します。

(4) ○

解説 血液の抗凝固作用をもつワルファリンカリウムは、胎盤を通過するため胎児の催奇形性を有します。妊娠初期だけでなく後期における服用でも奇形を引き起こす危険があります。

(5) ×

解説 多胎妊娠とは、２人以上の胎児を同時に妊娠することをいいます。

(6) ○

解説 体外受精や顕微授精といった生殖補助医療では、自然妊娠に比べて多胎妊娠の発生率は高くなります。

(7) ×

解説 出産回数が多い場合や、出産年齢が高い場合などにも多胎妊娠の発生率が高くなります。

(8) ×

解説 高年妊婦とは、出産を迎えるときに35歳以上となる妊婦をいいます。わが国では、近年増加傾向です。

(9) ×

解説 妊婦が若年である場合、望まない妊娠であったり、経済的な理由などから、健診を受けないケースも多く、ハイリスク妊娠となります。また15歳未満であれば、生殖器の発達が不十分で、妊娠経過や分娩の異常も起こりやすくなります。妊娠を継続するか中絶するかの選択が必要な場合もありますが、あくまでも本人とパートナーの意思や家族の考えなどが重要です。中絶を選択した場合には、必要な支援を行います。

(10) ○

解説 日本産婦人科学会により、妊娠期間中の体重増加量の目安が示されていますが、BMI30を超える肥満の場合には、上限５kgの増加を目安にした上で個別対応とされています。

2

(1) 4

解説 早産の定義は、妊娠22週0日以降36週6日までの分娩です。早産率はわが国では増加傾向にあります。早産となる危険性が高い状態である切迫早産では、まずは安静にし、子宮収縮抑制薬や抗菌薬投与の投与などを行います。

(2) 2

解説 妊娠42週0日以降の妊娠である過期妊娠は、わが国では近年減少傾向です。過期妊娠の場合には胎児の状態を観察し、分娩誘発も検討されます。

(3) 1

解説 高年妊婦では、染色体異常などの先天異常のリスクが高くなります。しかし、出生前診断はあくまでも本人らの意思にゆだねます。出生前診断については、一般論や私情を抜きにした情報提供と、本人の意思決定の支援を行うのが適切です。

(4) 2

解説 異所性妊娠（子宮外妊娠）のほとんどは卵管妊娠です。まれに子宮頸管や卵巣、腹膜で起こることがあります。性感染症であるクラミジアや一般細菌などへの感染により卵管に炎症が起きると、異所性妊娠のリスクが高まります。

第21回　妊娠の異常と看護②

1

(1) ×

解説 妊娠高血圧症候群（PIH）発症の危険因子として、初産婦、高年妊婦、若年妊婦、肥満、多胎妊娠、糖代謝異常、妊娠高血圧症候群の既往などがあります。既往がある場合を除き、経産婦よりも初産婦でリスクが高いといえます。

(2) ○

解説 妊娠高血圧症候群に伴い出現する原因不明の全身性のけいれん発作が子癇（しかん）です。妊娠20週以降に発症し、てんかんや二次性けいれんが否定されるものをいいます。

(3) ×

解説 子癇は分娩期や産褥期に起こることもあります。

(4) ×

解説 子癇はてんかんと同様に光や大きな音により誘発されることがあります。眼華閃発（がんかせんぱつ）（目を閉じると花火のような光を感じる状態）や頭痛、胃痛といった子癇の前兆がある場合には、部屋を暗くして安静にします。

(5) ○

解説 抗てんかん薬の使用は、心奇形や口唇口蓋裂などの催奇形のリスクを高めます。医師の判断により、薬剤の変更や服用方法の検討を行います。

(6) ×

解説 喘息治療薬には催奇形性はほぼないとされます。

(7) ×

解説 子宮頸がんの場合でも、がんの進行度と妊娠週数などを考慮し、分娩の可能性を検討します。状態によっては分娩も可能な反面、優先的な治療や中絶が求められる場合もあります。

(8) ×

解説 妊婦の赤血球に存在しない抗原を胎児がもっている状態を血液型不適合妊娠といいます。胎児の抗原が母体に流入すると、抗原に対して抗体が産生されます。産生された抗体が2回目以降の妊娠時に胎盤を通過して胎児に移行すると、溶血が起こり胎児は貧血となります。重症化すると心不全、胎児水腫などを引き起こし、胎児死亡に至ることもあります。多くの場合はRh式血液型不適合ですが、まれに母体がO型で児がA型あるいはB型の場合にABO式血液型不適合が起こることがあります。溶血により黄疸の原因となるビリルビンが産生されるため、出生後には黄疸が強くなります。

(9) ○

解説 Rh抗原（D抗原）陰性の母親がRh陽性の児を妊娠すると、D抗原が母体に流入することになるため、D抗原に対する抗体（抗D抗体）が母体内で産生されます。産生された抗D抗体が2回目以降の妊娠時に胎児に移行し、その際に胎児がRh陽性であれば溶血が起こります。欧米に比べ、日本人はRh陰性の割合が極端に低いため、Rh式血液型不適合妊娠の起こる確率は低いです。

(10) ○

解説 Rh陰性の場合、血液型不適合予防のために、抗D抗体の産生を抑える抗ヒトD免疫グロブリン製剤を投与します。妊娠29週以降では、胎児の血液が母体の血液に入り込み、抗D抗体がつくられる可能性が高くなるため、妊娠28週前後に投与します。

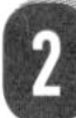

（1）３
解説 妊娠高血圧症候群の定義は、「妊娠20週以降から分娩後12週までに高血圧がみられる場合、または高血圧にタンパク尿を伴う場合のいずれかで、かつこれらの症状が、単なる妊娠の偶発合併症によるものではないもの」とされます。

（2）２
解説 胎児の健康にも大きく影響する妊娠高血圧症候群の場合、安静と食事制限が基本とされています。肺水腫の場合などを除き、血栓症のリスクを防ぐために水分摂取制限や利尿剤の服用はしません。現在では、過度の塩分制限は循環血漿量の減少を引き起こすため推奨されません。

（3）２
解説 通常の糖尿病とは異なる妊娠糖尿病の診断には、日本産科婦人科学会による診断基準が用いられます。すでに糖尿病と診断されている女性が妊娠した場合は糖尿病合併妊娠といい、妊娠糖尿病とは異なります。妊娠糖尿病によってリスクが高まるのは巨大児の出生です。食事については、食後高血糖を予防するために、４～６回／日の分食が推奨されます。

（4）３
解説 妊婦の心疾患合併症においては、基本的に経腟分娩となります。

第22回　妊娠期の生活と看護①

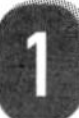

（1）×
解説 増大する子宮により膀胱が圧迫されるため、妊婦では頻尿（ひんにょう）がみられるようになります。子宮が骨盤内に収まっている妊娠初期と、児頭の下降による圧迫も加わる妊娠後期で特に多くみられます。

（2）○
解説 妊娠の初期では、消化管の蠕動運動を抑制する作用をもつプロゲステロンの増加や、つわりによる食事摂取量の減少、運動不足などにより、そして妊娠後期では、増大した子宮が腸管を圧迫することにより、便秘が起こりやすくなります。

（3）×
解説 緩下薬（かんげやく）（下剤）の服用は、子宮の収縮を誘発する可能性もあり、また種類によっては胎児への影響も考えられます。便秘の改善や予防には、まず食生活と適度な運動、そして適切な排便習慣を心掛けることなどが重要です。

（4）○
解説 アルコール成分は胎盤を経由し、胎児に影響します。妊娠中に飲酒を習慣的に続けることで、成長障害や精神遅滞、奇形など（胎児性アルコール症候群）を引き起こすことがあります。

（5）○
解説 妊婦の喫煙は、早期破水や前置胎盤、流産・早産といった妊娠・分娩の異常や、胎児の成長障害、低出生体重、奇形などの原因となります。また出生後に、乳児突然死症候群を引き起こす可能性もあります。妊婦自身の喫煙だけでなく、受動喫煙にも注意が必要です。

（6）×
解説 コーヒーやお茶、清涼飲料水などに含まれるカフェインは、胎盤を通過して胎児に移行し、低出生体重など、胎児の発育に影響することもあります。少量の摂取であれば大きく影響することはないとされていますが、コーヒーなら１～２杯／日程度に抑えるのがよいでしょう。

（7）×
解説 通常の食事であればまず問題はありませんが、妊娠初期のビタミンＡ過剰摂取は、胎児の奇形を引き起こす可能性があります。

（8）○
解説 妊娠の後期には、下肢のけいれんが起こりやすくなります。予防のためには、カルシウムやビタミンD、ビタミンＢ群の摂取、下肢の運動や温罨法などが有効です。

（9）○
解説 腰痛は妊娠後期に多くみられます。予防のためには、正しい姿勢を意識したり、妊婦用ガードルの着用、硬めのマットレスや布団の使用などが有効です。

(10) ×

解説 増大した子宮による下大静脈圧迫を防ぐためにも、休息時の仰臥位は避けたほうがよいです。仰臥位低血圧症候群が現れた場合には、左側臥位をとり、圧迫を解消します。

2

(1) 4

解説 高温の湯や長時間の入浴、あるいは入浴中の転倒などには注意が必要ですが、とくにシャワー浴である必要はありません。旅行に行く場合には、妊娠中期の安定した時期が比較的適するといえます。転倒を避けるためにもヒールのない、安定した靴を選ぶようにします。流産や早産のリスクが高いなどの理由がなければ特に性生活を制限する必要はありませんが、細菌感染予防のため、コンドームの装着が望ましいとされます。

(2) 2

解説 脱水を防ぐために、水分は摂取するようにします。

(3) 4

解説 妊娠期の便秘の原因となるのはプロゲステロンの増加です。

(4) 1

解説 妊婦への生ワクチン接種はできません。

第23回　妊娠期の生活と看護②

1

(1) ×

解説 妊娠期は基礎代謝が亢進し、発汗も増加します。そのため清潔には一層注意する必要があります。

(2) ×

解説 清潔を維持するために、問題がなければ毎日入浴するのが望ましいといえます。

(3) ○

解説 マタニティウェアには通気性や吸湿性、皮膚への低刺激、着やすさ、身体を締め過ぎない、といった点が求められますが、加えて妊婦の好むデザインや経済性なども大切です。

(4) ×

解説 妊娠時は下肢がむくみやすくなるため、非妊時よりも少し大きめの靴が適します。ただ転倒には注意する必要があります。

(5) ○

解説 わが国では、腹帯にはお祝いと安産を願う意味もあります。腹帯を精神的な支えにする妊婦もいます。

(6) ×

解説 小刻みで歩くと転倒しやすくなります。少し広めにしてゆっくり歩くのがよいでしょう。

(7) ×

解説 妊娠期であっても水泳による運動を取り入れることもあります。ただし指導者のもと、無理せず適切に行います。

(8) ×

解説 妊婦のシートベルト着用は免除されますが、安全のため、着用が望ましいといえます。着用する際は、腰ベルトは腹部の圧迫を避けるため、臍部ではなく、腹部の下、腸骨を通る付近で締めます。

(9) ○

解説 旅行をする場合には、旅行先での異常に備えるために、母子健康手帳や健康保険証は必ず携帯します。

(10) ×

解説 個人差があり、性欲が減退する場合もあれば増進する場合もあります。

2

(1) 2

解説 マタニティマークにより、妊娠初期の目立たない時期でも周囲に妊婦であると知ってもらうことができ、配慮が期待されます。

(2) 4

解説 入浴には血行促進の効果もありますが、浮腫の予防も含め、入浴する際は熱めの湯ではなく、40℃前後の湯が適します。

(3) 2

解説 妊娠中はリンの吸収率は促進されます。胎児への供給量も考慮しますが、とくに付加量は示されていません。

（4）１

解説 里帰り出産を希望する妊婦には、今までの妊娠経過を出産予定の施設へ伝えるために紹介状を渡し、さらに一度受診をしておくことを勧めます。里帰り出産は個人の都合や希望も考慮しますが、母子の健康も考え、妊娠９ヶ月後頃に里帰りするのがよいとされます。また出産後もしばらく実家で過ごし、親の支援を受けるなど、無理のないスケジュールで自宅に戻ります。

第24回　分娩とは

（1）×

解説 35歳以上の初産婦を高年初産婦といいます。

（2）○

解説 初産婦、経産婦ともに個人差はありますが、一般的に経産婦に比べ初産婦のほうが分娩に要する時間は長くなります。分娩第１期では、経産婦が４～５時間程度なのに対し、初産婦では10時間以上要することもあります。分娩第２期においても、経産婦は１～２時間程度、初産婦は２～３時間程度とされています。

（3）○

解説 妊娠22週０日以降、妊娠37週未満の分娩を早産といいます。

（4）○

解説 妊娠42週０日以降に分娩となる場合を過期産といいます。

（5）×

解説 妊娠22週未満での妊娠の中断を流産といいます。

（6）×

解説 分娩第２期とは、子宮口全開大から胎児娩出（べんしゅつ）までの分娩期を指します。

（7）○

解説 胎児の娩出から、胎盤と卵膜の娩出が完了するまでの間を分娩第３期（後産期）といいます。

（8）×

解説 妊娠陣痛や前駆陣痛は不規則ですが、分娩が近づくにつれて陣痛の間隔は規則的になります。10分ごとに陣痛が規則的に起こるか、１時間に６回以上起こるようになると、分娩開始となります。

（9）○

解説 子宮の収縮と腹圧により生まれるのが娩出力です。

（10）×

解説 胎児が膣を経由し、前方後頭位、すなわち頭部から先に娩出される場合を正常分娩といいます。母体の子宮を切開して胎児を娩出する帝王切開は異常分娩に分類されます。

2

（1）３

解説 分娩の３要素とよばれるのは、娩出力、産道、そして娩出物（胎児とその付属物）です。これらの要素で分娩の難易度が変わってきます。母体精神を第４の要素とすることもあります。

（2）２

解説 陣痛間欠時でも児頭が膣口から露出したままの状態になることを発露（はつろ）といいます。発露は分娩第２期でみられます。

（3）４

解説 陣痛発作時に見えていた胎児の頭部が、陣痛間欠時に見えなくなる状態を排臨（はいりん）といい、分娩第２期にみられます。卵膜が破綻し、中の羊水が流出することを破水（はすい）といいます。

（4）１

解説 胎児の姿勢を胎勢といいます。そのうち、頭位で児頭を前屈させて背中を丸め、さらに手足（肘関節と膝関節）を屈曲させて身体の前で組むような状態を屈位といいます。

My Note

第25回　分娩の機序

1

(1) ○

解説 胎児の通り道である産道のうち、骨盤の骨でつくられるのが骨産道、骨産道の内側にある子宮頸管や腟などで構成されるのが軟産道です。

(2) ×

解説 分娩が近づくとみられる粘液を伴う少量の出血が産徴（さんちょう）、いわゆる、おしるしです。産徴が起こると一般的に2～3日以内に分娩となります。

(3) ○

解説 分娩が近づくと、子宮頸管は軟化して柔らかくなり、分娩に備えます。

(4) ○

解説 分娩が近づくと子宮頸部は展退（子宮頸部が伸展して薄く短くなること）し、子宮口が開大します。

(5) ×

解説 産道を通過しやすいように、胎児の頭部（頭蓋骨）が変形する機能を応形機能といいます。

(6) ○

解説 陣痛が1時間に6回以上か、10分おきに起こるようになると分娩開始となります。

(7) ×

解説 後陣痛は産褥期に起こります。分娩終了後に数日間持続する子宮収縮に伴う痛みで、子宮復古の過程のひとつです。経産婦でとくに強くみられる傾向があります。

(8) ×

解説 子宮口の直径が10cm開大すると子宮口全開大となります。

(9) ○

解説 正常な場合、胎児が娩出された後に胎盤は自然と子宮壁から剥離（はくり）し、臍帯や卵膜と共に娩出されます。

(10) ×

解説 胎盤の娩出様式のうち、胎盤の中心部から剥離が起こり、胎盤後血腫を包み込むようにして胎児に面していた部分から娩出されるのがシュルツェ様式です。反対に母体に面していた部分から娩出される様式をダンカン様式といいます。ダンカン様式では胎盤の辺縁から剥離が始まるため、胎盤後血腫の流出を伴って胎盤が娩出されます。2つが混合した混合様式もあります。

2

(1) 1

解説 陣痛発作が現れると、しだいに強くなって極期になり、やがて弱くなり、しばらく間欠期となります。これを陣痛周期といいます。すなわち、陣痛発作開始からつぎの陣痛発作の開始までが陣痛周期です。分娩所要時間とは、分娩開始（分娩第1期）から胎盤や卵膜の娩出（分娩第3期）までをいいます。

(2) 3

解説 胎児は回旋運動をしながら産道を通り抜けます。回旋運動は第1回旋から第4回旋まであります。第3回旋では、児頭は伸展反屈、すなわち頭部を引き上げるように伸ばし、後頭部から児頭、顔面の順に娩出されます。

(3) 1

解説 第1回旋では児頭を強く前方に屈曲させ、第2回旋で骨盤内を下降し児頭が内回旋します。そして第3回旋で児頭の伸展反屈が起こって頭部が娩出され、第4回旋で露出した児頭が外回旋して肩甲が露出されて娩出となります。

(4) 3

解説 正常な場合、骨盤進入時（第1回旋）には、矢状縫合は骨盤入口面の横径に一致します。つまり、児頭の正面は母体の側方を向いています。

My Note

第26回　分娩期の看護①

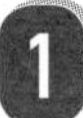

(1) ×

解説 分娩室への移動は、子宮口全開大となり、分娩第２期に入ってからです。胎児娩出までの予測時間が30分～１時間以内になると分娩室へ移送し、分娩の準備が始まります。分娩第１期ではすぐに分娩開始とはならないため、自宅にいる場合はしばらく普段の生活をし、身体を清潔にしてリラックスをするのがよいでしょう。但し、経産婦の場合は子宮頸管が拡がるときに胎児が急速に下降することもあるため、子宮口が７～８cmくらいに開大した時点で分娩室に移送されます。

(2) ○

解説 弛緩法や呼吸法などは、分娩時の痛みを軽減する効果があります。分娩時にいきなり実践することは難しいため、妊娠期の教育と訓練が重要になります。

(3) ○

解説 ラマーズ法などの呼吸法は、産痛を和らげたり、分娩時の緊張を緩和させる効果があります。また呼吸によって胎児に十分な酸素を供給したり、娩出力を高める効果もあります。

(4) ×

解説 長時間に上る分娩において、分娩第１期では、摂取できるようであれば水分補給や食事を促します。また分娩第２期においても、適時水分補給を行います。ただし、すでに帝王切開の可能性が考えられる場合には、水分や食事の摂取は行いません。

(5) ×

解説 分娩第１期においては、可能であれば、３時間に１回ごとに自然排尿を促します。

(6) ×

解説 便秘の場合などに浣腸を実施することはありますが、分娩の急激な進行を誘発することもあるため、すべての産婦に実施すべきではありません。

(7) ×

解説 分娩第１期においては、初期の段階で30分に１回、陣痛の間隔が狭まってきたら15分に１回、胎児心音の聴取を行います。

(8) ×

解説 正常な場合、胎児心拍は110～160bpmの範囲内です。

(9) ○

解説 子宮の収縮に伴い胎児の心拍数がゆるやかに減少し、ゆるやかに戻る一過性徐脈のうち、徐脈の最下点、すなわち、最も心拍数が減少する時点と子宮収縮の最強点がほぼ一致しているものを早発一過性徐脈といいます。徐脈の最下点が子宮収縮の最強点より遅れる場合は遅発一過性徐脈とされます。

(10) ×

解説 頭蓋内圧亢進が最も疑われるのは、早発一過性徐脈が出現したときです。変動一過性徐脈では、臍帯圧迫が原因と考えられます。また遅発一過性徐脈では、胎児の低酸素症が疑われます。

2

(1) 4

解説 分娩開始後の時間経過と子宮口開大の関係をグラフ化したものがフリードマン曲線です。平均的な分娩経過との関係で表されるため、分娩遷延の早期発見に使用されます。

(2) 4

解説 ビショップスコアとは、分娩の前兆としての子宮頸管の成熟度を評価する指標です。頸管の開大度と展退度、児頭の先進部の高さ、頸部の硬さ、そして子宮口の位置によって評価します。分娩誘発の判断や、分娩予測の指標として用いられています。

(3) 3

解説 子宮口全開大まで、すなわち分娩第２期までは努責は禁止です。十分に子宮口が開大していない状態での努責は、児頭を強く圧迫してしまいます。外陰部の圧迫は、努責を予防するために行われます。

(4) 4

解説 母子ともに状態が安定しているようであれば、早期母子接触（SSC）が可能です。愛着形成や児のバイタルの安定などに有効です。出生後できるだけ早く実施し、30分以上、あるいは児の吸啜（きゅうてつ）が始まるまで実施するのがよいとされています。

My Note

第27回　分娩期の看護②

1

(1) ○

解説 子宮頸管の成熟度を点数化して評価するビショップスコアでは、点数が高いほど子宮頸管が成熟し、分娩が迫っていることを示します。分娩誘発の判断指標にもなります。

(2) ○

解説 陣痛の測定は、触知により行われる場合と、分娩監視装置の陣痛計を用いて行われる場合があります。触知による用手的な方法では、腹壁から子宮収縮の状態を触診し、陣痛の強さや持続時間を判別します。

(3) ×

解説 ノンストレステストは、陣痛が起こっていない妊娠中に行います。

(4) ○

解説 妊婦が入院した際には、破水の有無を確認し、あった場合には羊水の色や性状、量などを観察します。破水の有無がはっきりしない場合にも破水感の有無を確認し、羊水の漏出を調べます。

(5) ×

解説 個人差はありますが、一般的に初産婦が産痛を最も感じやすいのは、子宮口全開大の直前、すなわち分娩第１期の極期とされます。

(6) ○

解説 分娩に対する知識不足や過度の恐怖、緊張を抱く産婦ほど分娩時に痛みを強く感じることが多いとされます。これを恐怖・緊張・痛み症候群といい、リード理論において示されています。

(7) ○

解説 四つん這いの状態から頭部を伏せるようにした体位が膝胸位です。胎児の重力が腹部方向に向くため、分娩の進行が抑制されます。そのため、陣痛を緩和させる効果も期待できます。

(8) ×

解説 立位や座位では、胎児の重力が子宮方向に向くため、分娩の進行を促します。

(9) ×

解説 かつては息の続く限り思い切りふんばる（努責する）ことが行われることもありましたが、長時間の努責は胎児に不利益を与えるため、行われません。

(10) ×

解説 正常な場合では、胎盤は自然に娩出されるため、とくに努責せず、リラックスを促します。

2

(1) 1

解説 分娩経過図（パルトグラム）には、分娩中の妊婦と胎児の変化が時間ごとに記録されます。胎児心拍数や陣痛発作間欠時間、内診所見、入院時の様子などがわかります。

(2) 3

解説 口や目を開けていると腹圧がかけづらくなり、効果的な努責が妨げられます。また陣痛発作が起こったら深呼吸し、それから努責を促します。

(3) 1

解説 産痛の緩和には、産痛部位への温罨法やマッサージ、圧迫、指圧、呼吸法などが効果的です。膝胸位やシムス位なども有効ですが、安静臥床では分娩の進行が抑制されてしまいます。

(4) 4

解説 分娩が長時間になることも考慮し、分娩第１期において産婦が食べられるようであれば、飲食は有効です。ベッド上での安静は分娩の進行を妨げます。また分娩第１期では第２期に備え、眠ることも有効です。第２期以降では排尿行動が制限されることもあるため、第１期での自然排尿を促します。

第28回　分娩の異常と看護①

(1) ×

解説 岬角から恥骨結合後面までの最短距離を結ぶ線を産科学的真結合線といいます。一般的に11.5cm程度ですが、10.5cm未満の場合を比較的狭骨盤、さらに短く9.5cm未満の場合を狭骨盤と定義しています。狭骨盤の場合には、成熟児の経腟分娩は困難です。

(2) ○

解説　胎児１人の分娩を単胎分娩というのに対し、２人以上の分娩を多胎分娩といいます。

(3) ○

解説　骨盤の大きさや形状を診断するために行われるのがX線骨盤計測です。児頭が骨盤を通過することができるかを調べるのに有用です。検査が必要となるのは、母体が150cm以下の低身長の場合のほか、巨大児の場合、分娩直前でも児頭が骨盤に十分に収まっていない場合、骨盤の変形が疑われる場合などです。

(4) ×

解説　子宮内圧が低く、陣痛が弱い状態を微弱陣痛といいます。そのうち、分娩の初期からみられるのが原発性微弱陣痛、正常だったものが分娩の経過とともに弱くなるのが続発性微弱陣痛です。

(5) ○

解説　微弱陣痛の原因としては、母体の疲労や衰弱、緊張などの全身因子、子宮奇形や子宮筋腫などの局所因子、そして羊水過多や巨大児、胎位などの産科的因子があります。

(6) ○

解説　子宮収縮が過度に強く、長く、頻回に起こる状態が過強陣痛です。陣痛促進薬の投与はすぐに中止します。

(7) ×

解説　分娩に必要な腹圧が弱い状態（腹圧微弱）では、子宮底圧迫法を行い不足する腹圧を補うことがあります。しかし子宮破裂や頸管裂傷のリスクも高いため、実施には注意が必要です。

(8) ○

解説　巨大児の分娩では、帝王切開の実施率は高くなります。

(9) ×

解説　正期産では、骨盤位の頻度は５％前後とされます。

(10) ○

解説　骨盤位のうち、多くは殿位（殿部が骨盤に先進している状態）です。つぎに足位、まれに膝位です。

2

(1) 3

解説　胎児娩出後の子宮筋の収縮力が弱く、胎盤の剥離に伴う出血が止まらないのが弛緩出血です。微弱陣痛では弛緩出血を引き起こしやすくなります。

(2) 2

解説　過強陣痛が起きたとき、産道抵抗が過大だと胎児が産道に向かわず、子宮破裂の危険が高くなります。反対に産道抵抗が過小な場合には、急速に分娩が進むため頸管や会陰の裂傷が起こりやすくなります。

(3) 1

解説　反屈胎勢（反屈位）は､第１回旋において、児頭が前方へ十分に屈曲せず、脊柱も伸展している胎勢の異常をいいます。

(4) 4

解説　低在横定位は、第２回旋において、児頭が前方へ十分回旋せず、矢状縫合が骨盤入口面の横径に一致したままの状態です。子宮破裂や胎児機能不全の危険もあるため、自然に改善しなければ産婦に側臥位を促し、回旋を促す処置がとられます。

第29回　分娩の異常と看護②

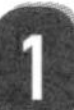

(1) ×

解説　正常な場合には、妊娠後期での胎盤重量は500gほどです。

(2) ×

解説　前置胎盤のうち、胎盤の縁が内子宮口にわずかにかかっているのが辺縁前置胎盤です。内子宮口は覆い隠されてはいません。

(3) ○

解説　胎盤の縁が子宮の下部にありながら、内子宮口には達していないのが低置胎盤です。経腟分娩も可能です。

(4) ×

解説　臍帯が25㎝以下の場合を臍帯過短といいます。

(5) ○

解説　臍帯が70cm以上の場合は臍帯過長とよ

ばれます。

(6) ×

解説 胎盤早期剥離などのリスクが高く、より早産や死産が起こりやすいのは臍帯過短です。

(7) ○

解説 卵膜が破れて中の羊水が流出することを破水といいます。破水すると、腟や頸管からの上行性感染、さらに子宮内感染が起こりやすくなります。

(8) ×

解説 分娩開始前に起こるのは前期破水です。分娩開始後、子宮口全開大前に起こる破水が早期破水です。

(9) ×

解説 子宮口全開大後でも破水が起こらないのが遅滞破水です。

(10) ×

解説 低酸素状態により胎便が羊水中に排出されると、羊水が黄緑色に混濁(こんだく)します。これが羊水混濁です。

2

(1) 2

解説 前置胎盤では外診による胎児部分の触知ができますが、常位胎盤早期剥離では子宮の持続的な収縮により腹壁が硬くなるため、胎児部分は不明瞭です。

(2) 4

解説 胎盤が内子宮口に及ぶ前置胎盤では、内診により胎盤に触れることができます。前置胎盤の原因の多くは不明で、予防はできません。常位胎盤早期剥離ではおもに内出血ですが、前置胎盤では外出血がみられます。また前置胎盤では痛みはとくにみられませんが、常位胎盤早期剥離では激しい痛みが生じます。

(3) 4

解説 羊水混濁の原因は低酸素状態になった胎児から排出される胎便です。

(4) 4

解説 破水は、子宮口全開大の時点で起こる（適時破水）のが理想とされます。破水時は、感染予防のために入浴やシャワー浴は禁止となり、外陰部の清潔保持が重要となります。骨盤高位や床上安静は、臍帯脱出の予防に有効です。

第30回 分娩の異常と看護③

1

(1) ○

解説 胎児の呼吸や循環機能が障害され、胎児に危険が生じる状態が胎児機能不全です。さまざまな原因で発症しますが、母体の低酸素症のほか、子宮や胎盤、臍帯の異常、そして胎児自身の異常によって起こります。遅発一過性徐脈のほか、高度変動一過性徐脈、高度徐脈の持続などが胎児機能不全における典型的な心拍パターンです。

(2) ×

解説 子宮破裂が起きた場合には、胎児の死亡リスクの方が高くなります。

(3) ×

解説 不全子宮破裂は、子宮筋層のみの断裂をいいます。漿膜(しょうまく)まで断裂したのが全子宮破裂です。

(4) ×

解説 分娩開始から分娩第４期までの出血量が500mlを超えると分娩時異常出血とされます。

(5) ○

解説 妊娠や分娩に伴い、全身の循環不全が起こり、各臓器の機能低下が現れる状態を産科ショックといいます。

(6) ○

解説 産科DIC（播種(はしゅ)性血管内凝固）では、凝血を伴わない大量の性器出血が特徴です。凝固因子の活性化によって血栓が多発する一方、凝固因子の大量消費により出血傾向も認められる病態です。

(7) ×

解説 子宮弛緩症による弛緩出血が起きた場合には、子宮内に残存する胎盤の除去、子宮収縮薬の投与、そして双手圧迫法などの処置が行われます。

(8) ○

解説 帝王切開の既往は、子宮の増大と分娩時の子宮収縮、腹圧などによる子宮破裂のリスクを高めます。

(9) ○

解説 子宮破裂のリスクを高めるため、基本的には子宮収縮薬の使用はできません。

(10) ○

解説 帝王切開、とくに緊急帝王切開による分娩の場合、「正常に産んであげられなかった」「産んだ実感がない」といった理由により、母親役割獲得が遅れることもあります。立派な分娩であったことをねぎらい、肯定的な気持ちを持てるような声掛け、支援が大切です。

2

(1) 2

解説 胎児機能不全が疑われる場合には、子宮収縮を抑制させる薬剤を投与し、胎児の状態の改善を試みます。

(2) 3

解説 子宮破裂のうち、子宮筋層が脆弱なために起こるのが子宮瘢痕破裂です。原因として、子宮筋腫核出術の既往のほか、帝王切開既往、胎盤用手剝離の既往などがあります。母体の転倒や分娩誘発は外傷性子宮破裂の原因、羊水過多は自然子宮破裂の原因です。

(3) 4

解説 子宮弛緩症は、分娩第３期での子宮筋収縮不良により起こります。出血を止めるため、子宮収縮薬の投与などが行われます。子宮底部は軟化しているため触知できません。

(4) 3

解説 腹部から子宮壁を切開して胎児を娩出する帝王切開は、医師により行われます。帝王切開の既往は、とくに常位胎盤早期剝離との因果関係は認められず、リスク因子とはなりません。

第31回　産褥期の身体的変化

(1) ×

解説 分娩後から６～８週間後までの時期を産褥期といいます。妊娠や分娩によって生じた母体の身体的な変化が妊娠前の状態に戻るための時期です。

(2) ×

解説 分娩後の産褥１日ごろに、一時的に子宮の増大がみられ、その後に次第に縮小します。

(3) ×

解説 子宮が収縮し、妊娠前の大きさに縮小していくことを子宮復古といいます。これは、子宮筋細胞の萎縮（細胞の大きさが小さくなること）によって起こります。

(4) ×

解説 時間の経過とともに子宮が縮小するため、子宮底の高さは低くなります。

(5) ○

解説 産褥期の初期では、妊娠期に貯留していた水分を体外へ排出するために、尿量が一時的に増加します。

(6) ×

解説 分娩後は、胎盤から産生されていたプロゲステロンの分泌が消失します。プロゲステロンとエストロゲンには、プロラクチンの作用を抑制するはたらきがあり、その消失によってプロラクチンの作用が強まって乳汁の産生が高まるようになります。

(7) ○

解説 増大していた子宮が縮小することで横隔膜が下がり、胸式呼吸から胸腹式呼吸に変化します。

(8) ○

解説 個人差はありますが、非授乳女性では分娩後６～８週頃で月経の再開がみられます。

(9) ×

解説 授乳女性の場合は卵巣機能の回復が遅くなるため、非授乳女性に比べて月経再開は遅い傾向にあります。

(10) ×

解説 初乳は産褥２日頃からみられ、産褥５日頃に移行乳、そして産褥７～10日頃に成乳となります。

2

(1) 4

解説 妊娠や分娩によって身体が非妊時に戻るような変化を退行性変化、妊娠前に比べて機能が亢進したり、新たにみられるようになる変化を進行性変化といいます。

（2）3

解説 正常な経過では、**産褥4～6週**で非妊時の大きさに戻ります。

（3）3

解説 産褥期に子宮や腟から排出される分泌物を**悪露**といいます。**産褥2～3日**に血液が主成分の赤色悪露がみられ、**産褥3～4日以降**は褐色悪露となります。そして**産褥2週以降**になると白血球が主体の**黄色悪露**となり、産褥4週頃まで続きます。赤色悪露には、**凝血塊は混入しません**。また授乳の有無や母親の年齢、出産回数などは**悪露の持続期間に影響しません**。

（4）1

解説 **オキシトシン**は下垂体後葉から分泌されるホルモンで、分娩時には**子宮収縮作用**、産褥期には**射乳作用**を発揮します。

第32回　産褥期の心理的変化

（1）○

解説 「分娩の振り返り」がバースレビューです。母親自身が自分の出産経験を振り返って語り、そのときの自分の気持ちを聴いてもらうことは、**肯定的な自己概念を強め、母親役割の獲得に有効**といえます。

（2）×

解説 バースレビューは出産体験を表出するものなので、**分娩後に記述**します。

（3）○

解説 子どもが誕生し、産褥期に入ってからは、徐々に母親としての適応が進み、時間の経過とともに母親の心理や行動に少しずつ変化がみられます。ルービンによると、分娩後24～48時間は母親への適応のための**受容期**とされます。受容期における**褥婦の関心は自身の基本的欲求**で、母親としての役割については受け身です。

（4）○

解説 ルービンによると産褥3～10日頃が**保持期**で、自身の基本的欲求の充足と共に、**児と児の欲求へ関心が移っていきます**。育児の方法についても関心が深まり、学習し、実際に行う時期であり、**育児技術の指導に適します**。

（5）×

解説 保持期は育児についての関心や学習意欲が高まる時期ですが、うまくいかないことで**自信を無くしたり不安を感じる時期**でもあります。母親の代わりに世話をするのではなく、**サポートできるようにするのが適切**です。

（6）○

解説 母親自身の基本的欲求（休息や食事など）の充足や、分娩後の疲労や痛みなどが解放されることで、**母親への適応が進みます**。

（7）○

解説 母親のような、分娩による身体的変化がない男性は、母親に比べ**児の誕生を実感しにくい**かもしれませんが、出産に立ち会ったり、授乳する母親をみることは、父親としての心理にも大きく影響します。

（8）○

解説 自分の弟や妹が生まれることに**うれしさや興味を感じる反面**、親を取られてしまったという気になり、攻撃的になったり、ときに児の誕生自体に**否定的な感情をもつ**こともあります。

（9）×

解説 **ボンディング**とは、**クラウスとケネル**によって提唱された概念で、親子の間の**情緒的な絆**のことをいいます。ボウルビーは、**愛着**（アタッチメント）の概念を提唱しました。

（10）○

解説 何らかの原因により、親子の絆がうまく形成されず、わが子に**愛着をもてない状態**が**ボンディング障害**です。児への虐待につながることもあります。

2

（1）1

解説 産褥1日目の受容期では、**褥婦の関心の多くは自分の基本的欲求**にあります。まずはそれが満たされることも大事です。

（2）3

解説 母親への適応過程における**解放期**とは、児と身体的な分離を果たし、母親として**今までの自分**

とは違う役割を担い、新たな生活をしていくことを受け入れていく時期です。この時期には、パートナーと育児や家事についての分担を話し合ったりして、新しい生活に適応することが重要です。

（3）4

解説 児の誕生により変化した生活に適応できず、また、育児に対する自信がなくなることもあります。とくに産後3日～10日ごろまでに気分の落ち込みなどがみられるマタニティブルーズや、さらに重症化して産後うつになることもあります。育児状況や出産前の生活スタイルを否定したり、安易に励ますのではなく、まず母親自身の気持ちを表出させてあげて、それに共感することが重要です。

（4）4

解説 母子相互作用は、遺伝的な関係によって生まれるものではありません。児との接触や育児の中で育まれていくものです。親と子の信頼関係、絆によって成り立っており、依存関係とは異なります。また妊娠期、分娩期、そして産褥期を通して長期的に形成されていくものです。

第33回　産褥期の看護①

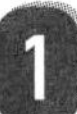

（1）×

解説 児の吸啜（きゅうてつ）刺激は、オキシトシンの分泌を促進します。そしてオキシトシンには、子宮を収縮させて子宮復古を促す作用があります。

（2）○

解説 産褥1日頃に一時的に増大した子宮は、その後次第に縮小します。正常な経過では、産褥2週以内には骨盤腔内に入り、腹壁から触知できなくなります。

（3）○

解説 児の吸啜刺激によりオキシトシンの分泌が高まり、子宮収縮が促進されて子宮復古が進みます。

（4）○

解説 褥婦で多くみられる便秘は、子宮復古に影響を与えます。適度な運動は便秘の改善に効果的であり、子宮復古も促進します。

（5）○

解説 悪露の観察を行うときには、手袋を装着し、標準予防策をとります。観察時は、褥婦の両膝を立てて腹壁の力を緩めるようにして行います。このとき、羞恥心（しゅうちしん）やプライバシーへの配慮も重要です。

（6）×

解説 授乳をすることでオキシトシンの分泌が促され、その作用によって子宮が収縮するため、後陣痛は増強します。

（7）×

解説 通常、後陣痛は産後2～3日続き、次第におさまります。経産婦の場合や授乳婦の場合、あるいは子宮収縮薬を投与している場合などには後陣痛が強まります。

（8）○

解説 早期の母子対面は、母子相互作用を高めるうえ、児のバイタルの安定や免疫力増強などに有効です。

（9）×

解説 乳房の大きさや形状は授乳時の児の体勢（抱き方）には影響しますが、乳汁の分泌量とは必ずしも比例するわけではありません。

（10）○

解説 会陰部への冷罨法は、分娩後の会陰部の疼痛と浮腫を軽減する効果があります。

2

（1）4

解説 分娩後、2時間ほど安静臥床（がしょう）を保ち、とくに異常がなければそれ以降は可能な限り活動を開始します。活動することで子宮復古を促進し、悪露の停滞も予防します。下肢の挙上は浮腫予防には効果がありますが、子宮復古を促進するケアではありません。また子宮復古の促進には、腹部への冷罨法が有効です。

（2）1

解説 買い物のために外出したり、掃除や洗濯などの家事を始めるのは、産褥3週頃からが適するといえます。また職場に復帰するのは、早くても産褥6～8週以降からが適切です。

（3）2

解説 子宮復古が正常に進んでいるかを確認するため、産褥期には毎日子宮底長の測定を行います。測定は、両膝を伸ばした状態で行います。膀胱に尿が貯留していると正確な計測ができません。計測前に排尿を促します。計測は、子宮底から恥骨結合上縁までの長さで行います。

(4) 2

解説 シャワー浴は、早い場合には産褥1日、一般的に2～3日から開始します。ヘモグロビンの元となる鉄分を補うことは、子宮復古に有効です。また分娩2時間を経過するころからは、異常がなければできる範囲で活動を開始します。

第34回　産褥期の看護②

(1) ×

解説 尿路感染予防のためにも、可能であれば3～4時間ごとに自然排尿を促します。

(2) ×

解説 産褥期は、回復や授乳のために、多くの水分、栄養を必要とします。2回にする必要はありません。

(3) ○

解説 多くの水分を摂取することで排尿も促進され、尿路感染も予防できます。

(4) ×

解説 分娩により骨盤底筋群がゆるみ、尿失禁が起こりやすくなります。骨盤底トレーニングにより、骨盤底筋の筋力を回復させることで、尿失禁の予防に効果があります。

(5) ○

解説 産褥体操には、子宮収縮促進による悪露停滞の予防効果のほか、リラックス効果、骨盤底筋群の筋力回復、血流の促進による血栓の予防など、さまざまな効果があります。

(6) ×

解説 便秘の改善に温罨法は有効ですが、褥婦の場合には温罨法により子宮が弛緩し、子宮復古を妨げ、弛緩出血が起こることもあるため、行いません。

(7) ×

解説 感染予防のため、子宮口が閉じ、感染リスクがなくなる産褥1ヶ月までは入浴は禁止とします。

(8) ○

解説 乳汁の急激な産生により、乳腺やその周囲に血液、リンパが増加することで、乳房が硬くなり熱感や圧痛を伴う状態を乳房緊満といい、産褥3～4日頃に多くみられます。

(9) ○

解説 乳房緊満は、両側の乳房でみられ、熱感や痛み、腫脹(しゅちょう)などが乳房全体で感じられます。同じように乳房の痛みを伴う乳汁うっ滞や乳腺炎などは、通常片側の乳房でみられ、痛みや熱感なども限局性です。

(10) ×

解説 ゆるめの下着を着けることで痛みや腫れが軽減されます。

2

(1) 2

解説 子宮が大きいままであったりやわらかい場合、また子宮口が開大したままであるときは、子宮復古不全を疑います。

(2) 4

解説 乳房緊満がみられたときには、まずは授乳を頻回に行い、児が欲しいだけ与えます。授乳前のシャワー、温罨法は、乳汁の分泌を促し、乳房緊満をやわらげます。また熱感や圧痛が強い場合には冷罨法などを実施します。痛みが強い、持続する、左右差がある、といった場合には医師の診断を受けます。

(3) 2

解説 産褥運動は、無理しないように軽い運動から始めます。腹筋や脚の上げ下ろしなど、負荷のかかる運動は段階的に実施するようにします。

(4) 1

解説 乳輪マッサージや乳頭マッサージは乳汁分泌を促したり、児が吸引しやすくする効果があります。

My Note

第35回　産褥期の異常と看護

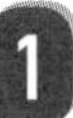

（1）×

解説　分娩後の子宮の収縮不全により、子宮が元の状態に戻らないことを子宮復古不全といいます。そのうち、胎盤や卵膜の一部の子宮内残存や、悪露の滞留、子宮内感染、子宮筋腫など、子宮の収縮を妨げる原因が明らかなものを器質性子宮復古不全といいます。それ以外の場合を機能性子宮復古不全といい、多胎妊娠や巨大児、羊水過多、授乳中止などにより引き起こされます。

（2）×

解説　後陣痛は、産後２～３日は続きます。後陣痛は子宮収縮に伴う痛みで、子宮復古が促されます。

（3）×

解説　産褥熱とは、分娩後24時間以降、産後10日以内に２日以上にわたって38℃以上の発熱がみられる症状をいいます。発熱のほか、腹痛、悪露の悪臭などの症状がみられます。

（4）○

解説　産褥熱は、多くの場合、大腸菌や溶レン菌、ブドウ球菌などによる子宮内の感染により引き起こされます。

（5）○

解説　子宮内で細菌感染による炎症が起きる状態が子宮内膜炎です。産褥期に起こると、産褥熱のほか、悪露の悪臭や腹痛、倦怠感（けんたいかん）などが現れます。

（6）○

解説　急性化膿性乳腺炎は、産褥期の乳房痛の原因となります。症状として悪寒（おかん）や発熱もみられます。

（7）×

解説　深部静脈血栓症の予防ためには、順調に回復しているようであれば、帝王切開後24時間以内には離床し、活動を開始します。

（8）○

解説　経腟分娩に比べ、帝王切開後は深部静脈血栓症を引き起こしやすくなります。発生した塞栓は、肺に到達して血管を塞ぐ、肺塞栓（そくせん）症の原因となります。

（9）×

解説　乳汁がうっ滞すると、乳房の発赤や痛み、腫脹、硬結などが生じます。児の吸啜により貯留している乳汁を射出することで改善します。児の吸啜力が強い授乳開始時にうっ滞している側の乳房から開始します。

（10）×

解説　Ｂ型肝炎は、母乳からの感染の確率は低いため、母乳栄養を禁止する必要はありません。後天性免疫不全症候群の場合には、母乳にもHIVが含まれているため、母乳栄養は禁止します。

2

（1）4

解説　正常な子宮復古では、子宮底の高さは産褥10日で恥骨結合上縁になります。恥骨結合上縁上３横指になるのは、産褥５日です。

（2）3

解説　子宮頸管が閉鎖するのは産褥10日ごろです。閉鎖の遅延は、子宮復古不全が疑われます。

（3）1

解説　乳汁が十分に分泌されない乳汁分泌不全には、乳腺の発育不全か内分泌異常が原因となる真正乳汁分泌不全と、乳頭の形状や母親の母乳栄養に対する意欲、児の吸啜障害などが原因となる仮性乳汁分泌不全があります。

（4）2

解説　貯留した乳汁を分泌させるために、授乳による児の吸啜は有効です。

第36回　妊娠期・産褥期の精神障害

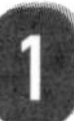

（1）×

解説　精神障害の多くは、妊娠期よりも産褥期に発症します。分娩が思うようにいかなかった、思ったような育児ができない、といったことから、産後うつ病などが起こりやすくなると考えられます。

（2）○

解説　産後うつ病を予防するためには、妊娠期から妊婦の心理や悩みを理解し、継続的に支援していくことが大切です。

(3) ×

解説 精神障害を合併した妊婦と妊娠高血圧症候群の発症リスクには特に因果関係は認められません。

(4) ○

解説 強い不安やこだわりにより、日常生活に支障が現れる精神疾患が強迫性障害です。妊娠中、分娩や育児について不安を感じ、例えば「育児の失敗で子どもを死なせてしまったらどうしよう」といったような不安が極めて強くなってしまうような状態をいいます。

(5) ×

解説 妊娠が判明しても、医師から特別な指示がなければ治療薬を中断する必要はありません。服用を中止することで悪化することがあります。

(6) ○

解説 マタニティブルーズは一過性の症状ですが、重症化して産後うつ病に移行することもあります。

(7) ○

解説 睡眠障害や食欲不振は、マタニティブルーズの特徴的な症状です。

(8) ×

解説 家族の立ち合いにより、不安が軽減されることもあります。産婦や家族の希望を確認し、産婦が少しでも安心できる方法を考えます。

(9) ○

解説 強い抑うつ症状がみられるのは、通常のうつ病と同様です。

(10) ×

解説 通常のうつ病と同じように抗うつ薬の投与による治療が行われます。

2

(1) 4

解説 エジンバラ産後うつ病調査票では、10項目の質問にすべて答えてもらいます。

(2) 1

解説 10項目の質問を0～3点で評価し、合計点が9点以上の場合に産後うつ病疑いとします。

(3) 3

解説 産後に一過性で出現する精神障害のひとつがマタニティブルーズで、産後7～10日以内にみられます。初産婦でとくに多くみられ、気分の落ち込みや不安などの精神症状のほか、頭痛や食欲不振などの身体症状がみられます。一過性の症状であり、多くは数日で改善しますが、遷延（せんえん）、重症化して産後うつ病に移行するケースもあります。

(4) 1

解説 産後うつ病は、産褥2～4週後くらいに急激に発症（数ヶ月後に発症することもあります）するのが特徴です。我が国ではおよそ10人に1人の割合でみられる、比較的多い症状です。通常のうつ病と同じように、安易な励ましなどは適切とはいえません。

第37回　新生児期の看護①

(1) ×

解説 生後28日未満の児を新生児といいます。分娩時の週数は関係ありません。

(2) ○

解説 出生後は、胎盤を通じての血液の供給が途絶えます。その血液中に含まれるグルコース（ブドウ糖）の供給もなくなるため、一時的に新生児の血糖は低下し、その後上昇に転じます。

(3) ×

解説 消化管の蠕動（ぜんどう）運動は、生後0.5～1日ほど要して徐々に確立されていきます。

(4) ×

解説 生理的黄疸は、生後3日頃から7日頃まで出現します。

(5) ○

解説 生理的体重減少は、胎便の排出や組織液の消失などによって起こります。出生体重の10%以上が減少する場合には、病的な原因を疑います。

(6) ×

解説 鼻翼呼吸や陥没（かんぼつ）呼吸がみられるのは、呼吸の異常です。新生児一過性多呼吸などが疑われます。

(7) ×

解説 新生児は、おもに腹式呼吸を行います。

(8) ○
解説 浅く、速い浅表性(せんぴょうせい)の呼吸が新生児の特徴です。呼吸音が聴取しにくいため、聴診器で聴取します。

(9) ○
解説 振動や音などの刺激に対する原始反射がモロー反射で、出生直後から生後４ヶ月頃までみられます。

(10) ×
解説 新生児の両脇をかかえて立位にし、足底を床に触れさせて少し前傾させると歩くような運動を繰り返すのが自動歩行（歩行反射）です。生後２ヶ月頃までみられた後、消失します。

2

(1) 3
解説 肺動脈と大動脈をつなぐ動脈管（ボタロー管）の平滑筋は、出生を機に収縮し、これにより動脈管は閉鎖します。胎児期の赤血球には胎児型ヘモグロビン（ヘモグロビンF）が多く含まれていますが、出生後はそれに代わって成人型ヘモグロビン(ヘモグロビンA）の産生が増えます。

(2) 4
解説 消化管の動きが活発になることで排便が始まります。最初に排出される胎便は、暗緑色で粘り気があるのが特徴です。授乳が始まると徐々に黄色っぽく（移行便）変化していきます。

(3) 3
解説 新生児の脈拍は、分娩直後では毎分150～180回ですが、安定すると毎分120～150回ほどになります。

(4) 1
解説 新生児でもIgMは合成されます。

第38回　新生児期の看護②

1

(1) ×
解説 新生児用のキャリーベッドをコットといいます。新生児室におけるコット同士の間隔は、60cmより広く空けなければなりません。

(2) ×
解説 新生児標識に記載するのは、母親の名前です。

(3) ○
解説 出生直後では、腸内は無菌です。授乳によりビフィズス菌などの腸内細菌を獲得するようになります。

(4) ×
解説 母乳栄養を行っている児にみられ、生後２週を過ぎても黄疸(おうだん)が消失しない場合、母乳黄疸が考えられます。母乳黄疸はとくに病的なものではありません。栄養価に富み、免疫力増強にも有効な母乳栄養を中止する必要はありません。

(5) ×
解説 出生後24時間を経過しても排尿がみられない場合に、腎臓や尿路の異常を疑います。

(6) ×
解説 胎脂は児の体温の保持に有用であるため、洗い落とす必要はありません。

(7) ○
解説 母乳には母乳オリゴ糖という成分が含まれ、これを栄養にしてビフィズス菌が増えます。ビフィズス菌が増えることにより、腸内の環境が酸性に保たれ、有害な細菌の繁殖を防ぎます。

(8) ×
解説 出生直後は呼吸や循環なども安定していないため、沐浴は実施しません。また胎脂を洗い流すことで、保温効果も損なわれるため数日は沐浴を行わず、タオルで新生児の体表を拭きとるドライテクニックが行われるようになっています。

(9) ×
解説 臍帯は毎日水分を拭きとって清潔を保ち、乾燥して脱落するのを待ちます。

(10) ○
解説 早期の母子接触は、母子の愛着形成にも有効です。

2

(1) 1
解説 産道を通過する際に淋菌(りんきん)に感染し、眼炎を起こすことがあります。そのため、出生直後には点眼薬（多くが抗生物質）が投与されます。

(2) 4

解説 新生児の体温は成人より高めで、37℃前後ですので、とくに異常がなければ受診の必要はありません。

(3) 1

解説 新生児室に適する湿度は50～60%、明るさは500ルクス以上です。新生児は易感染状態であり、清潔には注意が必要ですが、通常は無菌室である必要はありません。

(4) 2

解説 新生児標識は外れることも考慮し、2個(2ヶ所)以上を**出生直後に装着**します。

第39回 新生児期の看護③

(1) ○

解説 出生体重が**2,500g未満**を**低出生体重児**といいます。近年の傾向としては、出生児の10人に1人程度が低出生体重児です。

(2) ×

解説 **極低出生体重児**は、**出生体重1,500g未満**の児をいいます。1,000g未満の児は**超低出生体重児**とよばれます。

(3) ×

解説 オムツだけ装着させて**保育器に入れ、保温**します。

(4) ○

解説 成熟児に比べ低出生体重児の**皮膚は薄い**です。とくに皮下脂肪が少なく、**保温機能も劣る**ため、熱を放出しやすいため注意が必要です。

(5) ○

解説 出生体重が4,000g以上の児を**巨大児**といいます。母親の**肥満や糖尿病は、巨大児の原因**となります。

(6) ○

解説 在胎期間別の標準体重と比較し、出生体重が著しく軽く、10パーセンタイルを下回る児を**不当軽量児**といいます。在胎期間に対して**体重が増えていない**ことを示します。加えて身長も10パーセンタイルを下回る場合には、**SGA(在胎不当過小児)**とされます。

(7) ×

解説 **妊娠22週以降、37週未満**で出生した児が**早産児**とよばれます。そのうち**妊娠28週未満**で出生した児は**超早産児**といいます。

(8) ×

解説 アプガースコアは、出生直後の新生児の状態を評価するスケールです。**出生後1分と5分**の時点で評価し、さらに**必要であれば10分値**も評価します。

(9) ×

解説 アプガースコアは、**心拍数、呼吸、筋緊張、刺激に対する反応、皮膚の色**という**5つの項目**で新生児の状態を評価します。それぞれ**0～2点**で評価し、**10～8点が正常**(7点までを正常とする場合もあります)、**7～4点を軽症仮死**(6～4点の場合もあります)、**3～0点を重症仮死**とします。

(10) ○

解説 **シルバーマンスコア**は、呼吸に障害がある新生児の評価に用いられます。**胸壁と腹壁の動きや肋間の陥没、鼻翼呼吸の有無**などの項目を**0～2点で評価**し、合計点数が**1点までを正常**、**2～4点を呼吸窮迫**(きゅうはく)、そして**5点以上を重篤**(じゅうとく)とします。

2

(1) 3

解説 低出生体重児は**脂肪の量も少なく、糖の貯えが十分でない**ため、標準体重で出生した児に比べて、より**低血糖**を引き起こしやすくなります。そのほかにも低出生体重児は、**低体温**や**易感染、脱水、高ビリルビン血症**などのリスクが高くなります。

(2) 2

解説 **生理的黄疸は生後3日頃**からみられます。生後すぐに黄疸が現れる場合には、母子の血液型不適合に起因する**溶血性黄疸**を疑います。出生直後にみられる手足の指先のチアノーゼは、未熟な循環機能によるもので、多くの場合**病的なものではありません**。

(3) 3

解説 沐浴は新生児のストレスになり、体温低下の原因ともなるので、**温かいタオルでの清拭**(せいしき)が適します。低血糖や感染のリスクの高い低出生体重児では、**母乳栄養**がより**重要**となります。嚥下機能の確立に関わらず実施します。

(4) 1

解説 アプガースコアでは、心拍数が毎分100

回以上を２点、100回未満を１点、欠如する場合を０点とします。呼吸では、強い啼泣を２点、弱い啼泣を１点、啼泣の欠如を０点とします。皮膚色については、全身がピンク色であれば２点、四肢にチアノーゼがみられたら１点、全身性のチアノーゼは０点とします。

第40回　新生児期の看護④

(1) ×
解説 新生児の殿部などにみられる青っぽい母斑が蒙古斑です。多くの場合、成長につれて数年で消失します。

(2) ×
解説 胎脂は妊娠35週頃の児に最も多くみられますが、その後成熟につれて羊水中に剥がれ落ちます。40週を過ぎるころの児ではほとんどみられなくなります。

(3) ○
解説 生後24時間以内に起こる早発黄疸は、溶血性の疾患に起因する可能性高いため、処置が必要です。

(4) ×
解説 新生児の身長は、１mm単位まで測定します。

(5) ×
解説 新生児では、出生直後と１時間後、２時間後に測定し、その後８時間ごとを目安に測定します。

(6) ○
解説 児が啼泣すると測定できなくなるため、聴診を先に行います。

(7) ○
解説 仰臥位の状態で、後頭結節（後頭部の最も突出した部分）と眉間の周囲で測定します。

(8) ×
解説 酸素消費量が最も少なくなる環境温が中性温度環境です。

(9) ○
解説 妊娠週数が短く、出生体重が少ない、つまり低出生体重児であるほど、中性温度環境は高くなります。

(10) ○
解説 ブラゼルトンは、新生児の意識レベルを、静睡眠の１から啼泣の６までの６段階に分類しました。

2

(1) 3
解説 初回の排尿や排便は、通常24時間以内にみられます。最初に出るのは、粘り気のある暗緑色の無臭の便です。やがて黄金色に色調が変化します。

(2) 1
解説 新生児のバイタルは、呼吸、心拍、体温の順に測定します。

(3) 2
解説 体重は、授乳前の安静時に測定します。

(4) 4
解説 新生児の胸囲は、仰臥位で測定します。吸気と呼気の中間に合わせ、１mm単位まで測定します。

第41回　新生児の栄養

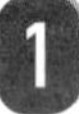

(1) ×
解説 人工的につくられた人工乳、いわゆる粉ミルクには、母乳よりも多く含まれる栄養素もあります。カルシウムもその一つです。

(2) ×
解説 母乳で不足しがちな栄養素としてビタミンKがあります。ビタミンKが少ないと重篤な出血を起こす恐れもあり、これをビタミンK欠乏性出血症といいます。その予防のため乳児には、出生時と退院時、そして１か月健診時の計３回、ビタミンK製剤（ビタミンK 2シロップ剤）の投与が行われます。

(3) ○
解説 乳房が大きいからといって必ずしも乳汁の分泌が多いわけではありません。

(4) ×

解説 妊娠中に胎盤で産生されるエストロゲンやプロゲステロンには、**プロラクチンの作用を抑制する**はたらきがあります。分娩の終了により2つのホルモンの**血中濃度が下がることでプロラクチンの作用が発揮**され、乳汁の産生が促進されます。

(5) ×

解説 オキシトシンが促進するのは、**母乳の産生ではなく射乳**です。吸啜刺激により分泌されたオキシトシンが乳腺を刺激し、射乳が起こります。

(6) ○

解説 おむつを交換した後に体重測定を行い、哺乳を終えた後に**おむつを取り替えずに再び体重測定**をして哺乳量を算出します。

(7) ×

解説 新生児期は、**児が欲しがるだけ授乳**してかまいません。

(8) ×

解説 母乳のうち、授乳の開始時の乳汁を**前乳**、授乳終了前の乳汁を**後乳**といいます。前乳は**水分が多い一方で脂質が少なく**、後乳は**脂質が多い**という特徴があります。

(9) ×

解説 電子レンジで加熱すると母乳に含まれる**有効成分が損なわれる**ため、行いません。冷凍保存した母乳を使用する場合には、**40℃程度のぬるま湯**で解凍して使用します。

(10) ×

解説 新生児は胃がまっすぐで、括約筋の機能も弱いため、飲んだ**ミルクを吐き出しやすい**です。それを防ぐために授乳後は排気(げっぷをさせること)が大切です。児の胃が垂直になるような姿勢で児の背部を軽く叩いたりさするようにして**排気を促します**。

2

(1) 4

解説 新生児には、栄養を摂取するための原始反射である**哺乳反射**が生まれつき備わっています。哺乳反射は、唇の周りに指などで触れると、反射的に顔を向けて口を開く**探索反射**、口唇に物が触れるとそれを咥える**補足反射**、そして咥えた物を吸う**吸啜反射**からなります。把握反射は、手掌(しゅしょう)や指に触れたものを握りしめる原始反射です。

(2) 2

解説 ビタミンDは、**骨の成長に必要**なカルシウムの吸収に不可欠な栄養素です。ビタミンDの不足は、カルシウム不足を引き起こし、脆(もろ)い骨が形成される**くる病**(成人では**骨軟化症**)の原因となります。

(3) 4

解説 UNICEFとWHOが共同で発表した**母乳育児成功のための10か条**の中では、母乳育児を行っている児に**おしゃぶりを与えないようにすること**が示されています。

(4) 1

解説 産褥2日頃からみられる**初乳**は、**黄色がかった半透明**で、消化しやすいラクトアルブミンやラクトグロブリンなどのタンパク質を豊富に含み、**栄養価が高く**、さらに免疫物質である**分泌型IgAが多く含まれる**という特徴をもちます。移行乳を経て産褥7～10日頃からみられる**成乳**は、**半透明の青みがかった白色**で、**乳糖を多く**含み、さらさらとしている(**粘稠度が低い**)のが特徴です。

第42回 新生児の異常と看護①

1

(1) ×

解説 胆管が先天的に閉塞(へいそく)し、胆汁を腸管内へ排泄できないのが**先天性胆道閉鎖症**で、黄疸を引き起こします。症状の**現れ方が遅く**、**発見が遅れる**こともあります。頻度は少ない疾患ですが、治療が遅れると肝臓が障害され、**重症化して肝硬変**を引き起こします。

(2) ×

解説 分娩時に子宮頸管により圧迫された児頭に浮腫が現れることがあり、これを**産瘤**(さんりゅう)といいます。多くの場合、**数日で消失する**ため、放置して構いません。

(3) ○

解説 産瘤と同じように分娩時に産道からの圧迫を受けることで、児の頭蓋骨を覆う骨膜の一部が剥がれ、その下に血腫ができることを**頭血腫**といいます。頭血腫の出現は、頭蓋骨を形成する１つの骨の範囲に限られるため、骨縫合を超えて生じることはありません。

（4）〇

解説 産瘤と同様に頭血腫も自然と消失するため、放置して構いません。

（5）〇

解説 頸部から側頭部にかけての筋である胸鎖乳突筋に生じる血腫が**胸鎖乳突筋血腫**です。腫瘤は生後３週頃に最大となりますが、多くの場合、数ヶ月のうちに自然治癒して消失します。

（6）×

解説 胸鎖乳突筋血腫は**筋性斜頸**ともよばれます。腫瘤が認められる側に頭部が傾斜し、腫瘤と反対の方向に顔を向けるようになります。すなわち左に腫瘤がある場合には、児の頭部は左に傾斜し、右を向きます。

（7）×

解説 分娩中に児の頸部が伸展することで腕神経叢に麻痺がおこることがあります。そのうち上腕に起こる**上腕型はエルブ麻痺**、**前腕型はクルンプケ麻痺**とよばれます。

（8）〇

解説 上腕型の腕神経叢麻痺に比べ、**前腕型は予後不良**で、成長しても麻痺が残ることがあります。

（9）〇

解説 新生児溶血性疾患は、母子間の血液型不適合により児に溶血（赤血球が破壊されること）が起こるため、**重度で急激な黄疸**が現れます。

（10）×

解説 新生児に起こる吐血や下血のうち、分娩時に**母親の血液を嚥下**することで起こってしまう場合を**仮性メレナ**といいます。一方、新生児自らの血液によって起こる吐血や下血は**真性メレナ**とよばれ、ビタミンK欠乏により消化管から出血することで起こります。

2

（1）４

解説 生後３～５日頃の女児にみられる性器からの出血を**新生児月経**といいます。母親のエストロゲンの作用によるもので、**とくに異常とはされません**。大泉門の膨隆や陥没は異常とされます。手掌に触れたものを握る動作は**把握反射**であり、生後３ヶ月頃まで正常にみられる原始反射です。

（2）３

解説 奇形のうち、生死に関わるものや、生活に不利益を生じるような奇形を**大奇形**、とくに生活上に大きな不利益はないとされる奇形を**小奇形**といいます。大奇形には**先天性心疾患**や**合指症**、**多指症**、**口唇口蓋裂**などがあります。一方小奇形には、**小顎症**のほか、**眼瞼裂斜上**（眼がつり上がっている）、**耳介低位**（耳の付着部が低い）などがあります。

（3）２

解説 人工栄養に比べビタミンKの含有量が少ない**母乳栄養のほうが、ビタミンK欠乏性出血症のリスクが高く**なります。そのため、予防処置として、生後早期と生後１週間前後、そして生後１ヶ月後（１ヶ月健診時）に**ビタミンK_2の内服**が行われます。ビタミンK欠乏性出血症には生後24時間以内に発症する**早発型**のほか、生後１～14日頃に発症する**古典型**、そして生後14日以降、３ヶ月頃までに発症する**遅発型**があります。新生児出血性疾患で心雑音の所見はとくに認められません。

（4）４

解説 モロー反射が激しく起こるときには、頭蓋内出血も疑われます。また**頭蓋内出血では、無呼吸発作や嗜眠**、けいれんなどがみられることもあります。**核黄疸**では、初期症状として**モロー反射の消失**のほか、哺乳力低下、筋緊張低下などがみられます。**上腕型腕神経叢麻痺**の場合には、頸神経の損傷により、損傷側の上腕の挙上ができなくなるため、**モロー反射が左右非対称**となります。**鎖骨骨折ではモロー反射による腕の挙上がみられなかったり、鎖骨部の握雪感**がみとめられます。

My Note

第43回　新生児の異常と看護②

1

(1) ×

解説 顔面神経の損傷により起こる顔面神経麻痺は、多くは鉗子分娩によりみられますが、自然分娩で起こることもあります。

(2) ○

解説 呼吸窮迫症候群は、肺サーファクタントの分泌不足により起こる疾患で、呻吟呼吸やチアノーゼ、陥没呼吸、多呼吸などの症状がみられます。

(3) ○

解説 呼吸器が十分に成熟せず、肺サーファクタントが十分に分泌されないために起こる呼吸窮迫症候群は、正期産児に比べて早産児で多く発症します。

(4) ○

解説 壊死性腸炎は，腸への血流障害による虚血に加え、細菌感染などが起こることにより腸が壊死する疾患で、早産児や低出生体重児で多くみられます。まずは経口栄養を中止して腸の安静を図り、さらに輸液や抗菌薬の投与などが行われます。

(5) ○

解説 病的黄疸の治療方法のひとつが光線療法です。新生児に特殊な光線を照射し、その作用で毒性の高い間接ビリルビンを水溶性の直接ビリルビンに変換し、体外への排出を促します。光線から眼を守るため、アイマスクなどで新生児の眼を覆います。光線の照射が胴体部分のみの機器では不要です。

(6) ○

解説 正常な場合、体内で生成されたビリルビンは尿や便によって体外へ排出されます。便が停滞していると便に含まれるビリルビンが再び血液中に取り込まれるため、排便を促すことは高ビリルビン血症の予防となります。

(7) ×

解説 核黄疸は過剰な間接ビリルビンが大脳基底核に沈着することで発症する病的な黄疸です。高ビリルビン血症によって引き起こされるため、できる限り早期に発見して治療することが重要です。

(8) ×

解説 新生児中毒性紅斑は、とくに早産児に多く認められるわけではありません。正期産児のおよそ半数にみられます。

(9) ○

解説 中毒と名がついていますが、数日で自然に消失するため、とくに治療の必要はありません。

(10) ×

解説 未熟児網膜症は、早産児で多くみられる網膜病変です。網膜の血管は妊娠35週頃に完成するため、それよりも早く生まれた場合には生後に網膜の血管がつくられます。その際に血管が異常増殖し、重症の場合には網膜剥離が起こります。多くの酸素が供給される未熟児が高濃度酸素の下で成育した場合には、発症頻度が高まります。

2

(1) 2

解説 頭蓋内出血では、血腫を除去する外科手術が行われることもありますが、基本的には安静治療が行われます。

(2) 1

解説 遺伝性の赤血球異常症が原因であることもあるため、家族の既往は高ビリルビン血症（黄疸）の重要なリスク因子です。高ビリルビン血症は早産児や低出生体重児で多くみられます。高ビリルビン血症による黄疸が重症化した場合には、治療として交換輸血が行われることもあります。また甲状腺機能の低下が原因になって引き起こされることもあります。

(3) 3

解説 性腺を保護するため、光線療法時はおむつのみ着用とします。黄疸治療で用いる光線は熱を発しないため、熱傷の心配はありません。また治療中でも母乳栄養を中断する必要はありません。ビリルビンが分解されるため、便の性状は変化し、回数も増えます。

(4) 1

解説 新生児仮死の症状として、筋緊張がなくなり、全身が脱力した状態がみられます。

My Note

第44回　流産・死産・周産期死亡

（1）○

解説　一般的に母体の年齢が高いほど、流産の確率は上がります。

（2）×

解説　妊娠22週未満での妊娠の終了を流産とよびます。そのうち、妊娠12週未満に起こる流産を早期流産、12週以降に起こる流産を後期流産といいます。

（3）○

解説　妊娠はするものの、３回以上自然流産を繰り返す場合を習慣流産といいます。

（4）×

解説　流産の原因はさまざまです。母体や男性側の因子のほか、胎児の染色体異常など、胎児側の因子などがあります。流産の原因の半数以上とされる胎児の異常も含め、原因不明な流産が多いのが現状です。

（5）○

解説　妊娠12週以降に死児を出産することを死産といい、市区町村への届出が義務付けられています。死産には、自然死産と人工死産があります。

（6）×

解説　死産はとても悲しく、ショックの大きい出来事ですが、事実を受け入れ、しっかりとお別れをするために、褥婦の様子を見てできるだけ早く伝えたほうがよいでしょう。

（7）×

解説　死産という悲しい出来事を体験する母親に、できる限り共感する気持ちが大切です。

（8）×

解説　たとえ死産であっても産褥期に乳汁分泌は起こります。乳汁の分泌はあっても、自ら出産した児がいないという母親の悲しみは計り知れません。乳汁の処置など身体的なケアのほか、精神的な支援も重要です。

（9）○

解説　母親の心理に配慮し、他の母子に接触する機会のある大部屋への入院は避けます。

（10）×

解説　死産や流産によって子を失ったとしても、必要事項を記入し、母子健康手帳は母親に返却します。

2

（1）4

解説　稽留（けいりゅう）流産とは、すでに死亡している胎児あるいは胎芽が子宮内にとどまって排出されない状態をいいます。母体にとくに症状はみられません。流産を進行状況（子宮内の状態）によって分類したとき、子宮内の妊娠による内容物がすべて排出されている状態を完全流産、一部が子宮内に残存している状態を不全流産といいます。進行流産とは、出血が起こり、子宮の内容物の排出が始まっている状態をいい、その状況によって完全流産と不全流産に分けられます。切迫（せっぱく）流産とは、流産の傾向がみられつつも胎児や子宮内容物の排出が起きておらず、また正常妊娠への回復の可能性がある状態をいいます。

（2）3

解説　長い時間、自身の中に宿していた児を失った母親の悲しみ、喪失感は計り知れません。安易に励ましたり、無理に忘れるような言葉は適切ではありません。できる限り共感し、悲しい気持ちを吐露（とろ）できるような支援が適切といえます。

（3）1

解説　胎内にいた児との時間を大切にし、そしてしっかりとお別れをすることが、死産を経験した褥婦へのグリーフケアとして重要です。児のために準備した物を取っておいたり、手形や足形を残しておいたり、児を抱っこしたりすることは、児との思い出をつくることとなり、悲嘆を乗り越える力になることもあります。しかし母親や父親が望まない場合には無理に勧めることはしません。

（4）4

解説　死産率は、１年間の死産数÷（１年間の出生数＋死産数）×1,000で示します。

My Note

第45回　児の障害・先天異常

(1) ○

解説　先天性難聴は新生児のおよそ1,000人に対して1人の確率で罹患します。新生児期や乳児期では気づかれず、発語の遅れがあって発見されることもあります。そのため、早期発見が重要となります。

(2) ×

解説　先天性胆道閉鎖症による黄疸は、生理的黄疸に比べて出現が緩徐で、さらに黄疸の強さも顕著でないことも多く、発見が遅れることもあります。

(3) ×

解説　先天性代謝異常を早期に発見し、治療を行えるようにするために行われる新生児マススクリーニングは、新生児のすべてが対象となります。

(4) ○

解説　母体の年齢が上がるほど、ダウン症候群の発症確率は上昇します。

(5) ○

解説　21番染色体のトリソミー（染色体が通常より1本多いこと）による染色体異常がダウン症候群です。低身長や小頭、特有の顔つき、巨舌で口が閉じにくい、といった特徴があります。

(6) ○

解説　色素失調症は、常染色体優性（顕性）遺伝病で、皮膚の異常のほか、頭髪や爪、眼などに異常がみられます。男児の場合はほとんどが死産であり、みられるのは圧倒的に女児が多くなります。

(7) ○

解説　フェニルアラニンというアミノ酸の一種を分解する酵素が遺伝的に欠如し、フェニルアラニンが体内に過剰に蓄積することで脳の発達障害や脳波の異常、けいれんなどがみられる遺伝病がフェニルケトン尿症です。早期発見により適切な食事療法をすることで、精神障害の重症化を予防することが可能とされています。

(8) ×

解説　猫なき症候群は、5番染色体の欠損が原因で、出生時に猫のような鳴き声をすることから名づけられています。重度の知的障害がみられます。

(9) ○

解説　先天的な甲状腺の機能障害により、甲状腺ホルモンの分泌が不足し、身体的、精神的な発達の遅れがみられるのがクレチン症です。

(10) ○

解説　筋が萎縮し、筋力低下を示す遺伝性の筋疾患の総称が筋ジストロフィーです。最も頻度が高いのがデュシェンヌ型で、男性だけにみられる伴性劣性（潜性）遺伝病です。

2

(1) 4

解説　新生児マススクリーニングは、日齢5日頃の児より採血した血液を検体として行われます。生理的黄疸の状態が影響することはありません。

(2) 1

解説　常染色体劣性（潜性）遺伝病であるメープルシロップ尿症は、先天性のアミノ酸代謝異常です。元気がない、哺乳力低下、嘔吐などの症状が進行すると、意識障害、けいれん、呼吸困難などが出現し、最悪の場合、死に至ることもあります。

(3) 4

解説　身体を構成する組織のうち、結合組織に異常がみられる常染色体優性（顕性）遺伝病がマルファン症候群です。骨や心臓、動脈、眼、歯などに異常がみられ、痩身（細い）ですが高身長という特徴があります。

(4) 1

解説　先天性疾患の発症は、原因不明なことも多くあります。まずは母親が自分を責めないような声がけが適切といえます。その上でしっかりと症状や予後を説明し、今後の育児や生活についての支援を行います。

My Note

第46回　母性看護に関する法律・制度・施策①

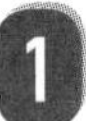

（1）○

解説 母体保護法の第１条では、「不妊手術及び人工妊娠中絶に関する事項を定めること等により、母性の生命健康を保護することを目的とする」という法律の目的が示されています。

（2）×

解説 出生届は、出生後14日以内に出生地の市町村長に提出するように規定されています。

（3）×

解説 死産の届出に関する規程において、妊娠満12週以後の死児の出産を死産といい、届出が義務付けられています。

（4）○

解説 母子保健法の第６条において、「妊産婦とは、妊娠中または出産後１年以内の女子をいう」と示されています。

（5）×

解説 母子保健法の第15条には、妊娠の届出についての規定があります。妊娠が判明した時点で速やかに市町村長に届け出ることを義務付けていますが、とくに期日は規定されていません。

（6）○

解説 母子保健法の第13条において、乳幼児の健康診査や妊婦健康診査について規定されています。

（7）×

解説 出産育児一時金の支給は、健康保険法により定められています。出産育児一時金は、被保険者とその扶養(ふよう)している配偶者に対し、第１子から子ひとりにつき、基本的に42万円が支給されます。妊娠85日以上であれば、死産、流産、早産の場合でも支給されます。また、同じく健康保険の適用により、出産のため仕事を休み給料がもらえなかった間の生活保障のために支給される出産手当金もあります。

（8）○

解説 婚姻や妊娠、出産を理由としての解雇は、男女雇用機会均等法において禁止されています。

（9）×

解説 育児の休業については、育児・介護休業法に定めがあります。今までは子どもが１歳６ヶ月になるまで認められていましたが、2017年（平成29年）の改正により、それ以降も保育園に預けられないなどの場合には、最長で２歳まで延長できるようになっています。

（10）○

解説 育児休業は母親だけでなく、父親も取得できますが、わが国ではその取得率が低いことが問題となっています。

2

（1）2

解説 母体保護法の前身である優生保護法では、不妊手術や妊娠中絶の目的のひとつとして「不良な子孫の出生を防止する」という文言が示されていました。母体保護法に改正されたことでこの文言が削除されました。

（2）1

解説 出生届は戸籍法に規定されています。

（3）4

解説 産前産後の休業については、母子保健法ではなく労働基準法により規定されています。

（4）3

解説 母子健康手帳は、妊娠期から乳児期、そして幼児期にわたっての母子の記録として使われます。

第47回　母性看護に関する法律・制度・施策②

（1）○

解説 労働基準法において、妊婦の産前休業についての規定があります。それによると、使用者は、妊婦本人から請求があった場合に、単胎妊娠の場合には産前の６週、多胎妊娠の場合には産前の14週は就業させてはならない、とされています。

(2) ×

解説 労働基準法によれば、使用者は産後8週間を経過しない女性を就業させてはならない、とされています。ただし、医師が支障なしと認めた業務に限っては、産後6週間を経過した女性が請求した場合において、就業させることができる、ともされています。

(3) ○

解説 児童が心身ともに健康に育つことを目的とする児童福祉法では、児童の育成に関係する妊産婦、保護者に対し、国や自治体が責任を持つように定めています。その中では、保健上必要であるのに関わらず、経済的な理由により入院、助産を受けることができない妊産婦に対する助産施設への入所措置の実施義務が明記されています。

(4) ×

解説 子の看護休暇については、育児・介護休業法の第16条に定めがあります。2021年(令和3年)からは、改正指針の交付により、従来半日単位で取得可能だった子の看護休暇が、時間単位で取得できるようになりました。

(5) ○

解説 女性労働者の婚姻による解雇の禁止は、労働基準法ではなく、男女雇用機会均等法により定められています。また、事業主は、女性労働者の婚姻や妊娠、出産を退職理由として予定するという定めをしてはならない、ともされています。

(6) ×

解説 労働基準法において、使用者は、生理日の就業が著しく困難な女性が休暇を請求したときは、その者を生理日に就業させてはならない、と規定されています。

(7) ○

解説 男女雇用機会均等法は、雇用分野における男女差別の解消と、女性労働者が自らの母性を尊重されつつ就業できることを大きな目的としています。

(8) ○

解説 妊娠中と出産後の女性の健康確保は、男女雇用機会均等法の目的です。

(9) ×

解説 育児休暇は男性(父親)にも認められますが、労働基準法における育児時間(就業時間中に取得できる育児のための時間)は、今のところ女性にのみ認められています。

(10) ×

解説 妊婦の時差出勤の法的根拠は、男女雇用機会均等法です。

2

(1) 3

解説 労働基準法は、重量物を取り扱う業務や有害ガスを吸引する可能性のある場所での業務など、妊娠や出産、哺育にとって有害な業務に就かせることを、本人からの請求に関わらず禁じています。

(2) 4

解説 労働基準法によれば、生後1歳未満の子を育児中の女性は、1日2回、それぞれ少なくとも30分の育児時間を請求できる、とされています。

(3) 2

解説 母子保健法の目的は、母性ならびに乳幼児の健康保持および増進です。母子健康包括支援センターの設置のほか、妊産婦と乳幼児への保健指導と健康診査、妊娠の届出、低出生体重児の届出、母子健康手帳の配布、妊産婦と新生児・未熟児への訪問指導なども母子保健法で規定されています。

(4) 1

解説 小児慢性特定疾病公費負担医療給付は、市町村ではなく都道府県の義務です。

第48回 母性看護に関する法律・制度・施策③

(1) ○

解説 こんにちは赤ちゃん事業とは、乳児家庭全戸訪問事業のことをいいます。生後4ヶ月までの乳児がいるすべての家庭を訪問し、様々な不安や悩みを聞き、子育て支援に関する情報提供等を行うとともに、母子の心身の状況や養育環境等を把握し、助言や支援を行うことを目的とします。

(2) ×

解説 育成医療(自立支援医療)は、児童福祉法で規定する障害児を対象とし、生活の能力を得るために必要な自立支援医療費の支給を行う制度です。

（3）○

解説 小児慢性特定疾病対策事業は、小児慢性特定疾病にかかっている児童等について、健全育成の観点から、患児家庭の医療費の負担軽減を図るためにその医療費の一部を公費で助成する制度です。対象は18歳未満の児童ですが、引き続き治療が必要であると認められる場合には20歳未満の児童まで対象となります。

（4）×

解説 出生体重が2,000g以下で、身体の発育が未熟なまま出生し、医師の判断で、「入院治療が必要」とされた場合に医療費を助成する制度が未熟児養育医療です。また体重2,000g以上でも、けいれんや運動異常、循環器や呼吸器の異常、強い黄疸、体温が34℃以下など、生活力がとくに弱いと思われる児も対象となります。

（5）○

解説 妊娠高血圧症候群等療養援護は、妊娠高血圧症候群のほか、心疾患や糖尿病、貧血、産科出血により入院、治療を必要とする妊婦を対象として助成が行われる制度です。

（6）×

解説 2000年に策定された健やか親子21の主要課題は、「思春期の保健対策の強化と健康教育の推進」「妊娠・出産に関する安全性と快適さの確保と不妊への支援」「小児保健医療水準を維持・向上させるための環境整備」「子どもの安らかな発達の促進と育児不安の軽減」です。

（7）×

解説 母子健康包括支援センターの設置主体は市町村です。

（8）×

解説 受胎調節実地指導員は母体保護法により認められる資格です。助産師、保健師、看護師の資格を有し、都道府県知事の定める講習を修了することで得ることができます。

（9）○

解説 少子化社会対策大綱は、少子化社会対策基本法に基づき、総合的かつ長期的に少子化に対処するための指針として策定されました。2020年の第４次少子化社会対策大綱では、国民が結婚、妊娠・出産、子育てに希望を見出せるとともに、男女が互いの生き方を尊重しつつ、主体的な選択により、希望する時期に結婚でき、かつ、希望するタイミングで希望する数の子供を持てる社会をつくる、という目的が示されています。

（10）×

解説 第４次少子化社会対策大綱では、希望出生率（若い世代が有する結婚、子どもの数などの希望がかなうとした場合に想定される出生率）1.8の実現を目指しています。

2

（1）3

解説 健全母性育成事業の対象は、思春期の男女やその保護者です。思春期における心理や性的な悩みに対する相談や、母性・父性を育むための体験学習などが行われます。

（2）1

解説 女性の健康的な自分づくりの支援は、新健康フロンティア戦略の基本理念です。女性が生涯を通じて健康的で充実した生活を送るために、さまざまな支援が行われます。その他にも、女性のニーズに合った医療の推進、女性のがんへの挑戦などが理念として掲げられます。

（3）1

解説 21世紀の母子保健のあり方を示すために2000年に策定されたのが健やか親子21です。2015年から開始された第二次健やか親子21では、「妊娠期からの児童虐待防止対策」と「育てにくさを感じる親に寄り添う支援」という２つの重点課題が示されています。

（4）4

解説 社会全体で子育てを支えようという理念で2010年に策定されたのが子ども・子育てビジョンです。少子化対策から、子どもや子育てへの支援に重点が置かれたことがポイントです。

My Note

第49回　女性への暴力と児童虐待

1

（1）×

解説 内閣府の調査によれば、性暴力の加害者は、**被害者の知っている相手が多く**を占めます。

（2）×

解説 強姦や強制わいせつといった性暴力を受けた女性のうち、**被害届を提出するのは2割未満**という報告があります。声を挙げられるような社会に変化しつつありますが、まだ泣き寝入りの場合も多いのが現状といえます。

（3）○

解説 **配偶者からの暴力防止及び被害者の保護等に関する法律**、通称DV（ドメスティックバイオレンス）防止法では、相手の暴力防止のほか、被害者の保護や被害者の自立支援なども規定されています。

（4）×

解説 DV防止法の対象は、**女性から男性への暴力も含まれます**。

（5）×

解説 DV防止法の第6条の2では、「医師その他の医療関係者は、その業務を行うに当たり、配偶者からの暴力によって負傷し又は疾病にかかったと認められる者を発見したときは、その旨を**配偶者暴力相談支援センター又は警察官に通報**することができる。この場合において、**その者の意思を尊重するよう努める**ものとする。」と規定されています。

（6）○

解説 乳幼児や高齢者などの社会的弱者に対し、その保護・養育義務を果たさず放任する行為のことを**ネグレクト**といいます。子どもに対する**ネグレクト（育児放棄）も児童虐待のひとつ**です。

（7）×

解説 2017年の調査によれば、児童虐待の主たる虐待者は、**実母が最も多く**なっています。その次が**実父**です。児と接する時間が最も長くなりやすい実母が加害者になってしまうケースが考えられます。ただし、**養父や実父の命令であったり、ともに虐待することも多い**のが実情といえます。

（8）○

解説 妊娠期からのケアにより、**子への愛着を深められるような支援**が児童虐待防止に有効といえます。

（9）○

解説 母子分離は、**母子間の愛着形成を妨げる**ことがあります。また新生児の先天異常や育児への疲れなどは、子どもへの愛着形成を妨げ、子への情緒的な絆を築けない状態＝**ボンディング障害**の原因となります。

（10）○

解説 まだ生まれていない子とはいえ、**妊婦健診を受けないことは、胎児への虐待といえます**。妊婦健診の未受診や胎児の健康を考えない生活、母子健康手帳の未受領、妊娠届の未提出なども胎児虐待と考えることもできます。

2

（1）4

解説 強姦罪は2017年の改正により、**強制性交等罪**に変更されました。それに伴い、3年以上の懲役だったものが**5年以上の懲役**に重くなりました。また被害者からの告訴がなくても起訴が可能である**非親告罪**になったことも改正の大きなポイントです。被害者の性別を問わず、**13歳以上の者に対して性的暴行等をはたらいた者**を処罰（13歳未満に対する行為も同様）の対象としています。

（2）3

解説 強姦被害を受けた女性は心身ともに大きな傷を負っています。自らに非があったのではと思わせるような問いかけはしてはいけません。また被害の状況を明らかにする場合には、**身につけていた衣類などが証拠になる**こともあります。まずは**相手の気持ちを思いやるような声がけが適切**といえます。

（3）3

解説 DV防止法でいう配偶者は、**離婚した者や事実上の婚姻関係にある者も含みます**。つまり婚姻届を提出していなくても、**生活を共にする交際相手からの暴力は、DV防止法の処罰対象**となります。

（4）4

解説 DV被害者への医療従事者の対応としては、まずは**身体的被害へのケア、治療**が優先されるでしょう。加害者がいると話し合いができないこともあり、加害者を呼んでの話し合いは、この場合は適切とはいえません。

第50回　母性看護と感染症

(1) ○

解説 風疹ウイルスに妊娠中に感染することで胎児に発症するのが先天性風疹症候群です。妊娠10週までの早い段階で感染すると、ほぼすべての児で発症します。胎児の発育に伴い発症率は低下します。

(2) ×

解説 胎児への感染を考え、風疹ワクチンは妊婦に接種しません。妊娠可能な女性には、１ヶ月避妊した後の接種と、接種後２ヶ月の避妊を指導します。

(3) ○

解説 性器クラミジアは、非常に頻度の高い性感染症で、性器の掻痒感や腟分泌物の増加などもみられますが、無症状のことも多いのが特徴です。産道を通過する際に児に感染することで、新生児クラミジア感染症を発症します。

(4) ○

解説 淋菌による性感染症が淋菌感染症で、おもに性行為によって感染、発症します。症状が軽い場合も多いですが、放置して長期化することで、異所性妊娠や不妊症を引き起こすことがあります。

(5) ×

解説 C型肝炎の母子感染のおもな経路は、産道での血液感染です。帝王切開であればそのリスクはほぼなくなります。しかし出産時の感染は比較的少なく、治療方法も確立されていることから、C型肝炎回避を理由とした予定帝王切開の実施については親への説明をしっかりと行い、相談することが重要です。

(6) ×

解説 C型肝炎ウイルスは血液によって感染するため、たとえウイルスのキャリアであっても授乳を禁止する必要はありません。

(7) ×

解説 HCV-RNA（C型肝炎ウイルス）陽性の場合でも、母子感染率は10%ほどとされています。

(8) ×

解説 ウイルスが体内で増殖する生ワクチンである水痘ワクチンは、胎児への影響を考慮し、妊婦への接種はできません。

(9) ○

解説 性器ヘルペスウイルス感染症の原因となるウイルスが単純ヘルペスウイルスです。児へは胎盤を経由して感染することもありますが、多くは産道感染です。新生児が感染した場合には死亡したり、重篤な障害が残ることがあります。

(10) ○

解説 B型肝炎ウイルスの水平感染は、血液や体液を介して起こり、なかでも性行為による感染が多くみられます。妊婦が感染している場合には、児への感染はおもに産道感染です。

2

(1) 4

解説 B型肝炎ウイルスはおもに産道感染で、まれに胎内感染もあります。血液や体液の非経口感染が多くを占めます。

(2) 4

解説 先天性風疹症候群の症状としては、白内障、感音性難聴、先天性心疾患が挙げられます。そのほか、網膜症や肝脾腫、血小板減少、精神発達遅滞、小眼球などの症状がみられます。妊娠週数が増えると児の発症リスクは減りますが、難聴は妊娠３ヶ月以降の感染でも出現し、重症化することがあります。

(3) 1

解説 トキソプラズマという原虫による発症するのがトキソプラズマ感染症で、胎児が感染すると早産になりやすい傾向があり、そのほか、網脈絡膜炎や小頭症、水頭症、脳の石灰化などが起こることがあります。

(4) 1

解説 ヒトパルボウイルスによる感染症がパルボウイルスB19感染症で、伝染性紅斑、いわゆるリンゴ病を引き起こします。症状としては頬部や腕部、大腿部などに赤い発疹がみられます。胎内感染により児に発症しますが、催奇形性はありません。

My Note